给孩子的经典名著

彩绘版

本草纲目

杜新艳 编著

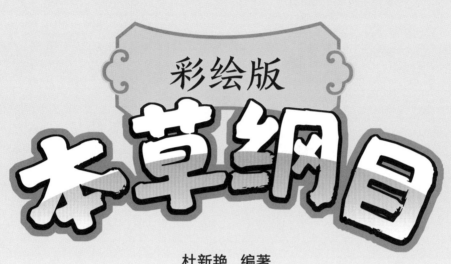

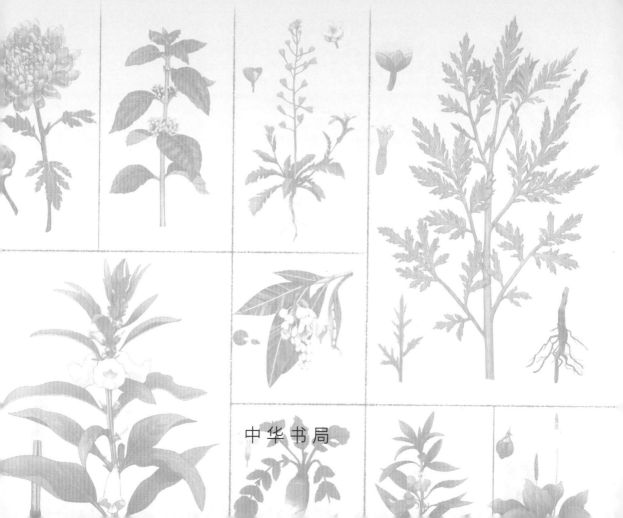

中华书局

图书在版编目（CIP）数据

本草纲目：彩绘版/杜新艳编著. —北京：中华书局，2025.
3. —（给孩子的经典名著）. —ISBN 978-7-101-16971-3

Ⅰ. R281.3-49

中国国家版本馆 CIP 数据核字第 2024E0T300 号

书　　名	本草纲目（彩绘版）	
编　　著	杜新艳	
绘　　图	竞仁文化	
丛 书 名	给孩子的经典名著	
责任编辑	刘晶晶	
封面设计	牟懿宁	
责任印制	陈丽娜	
出版发行	中华书局	
	（北京市丰台区太平桥西里 38 号　100073）	
	http://www.zhbc.com.cn	
	E-mail：zhbc@zhbc.com.cn	
印　　刷	大厂回族自治县彩虹印刷有限公司	
版　　次	2025 年 3 月第 1 版	
	2025 年 3 月第 1 次印刷	
规　　格	开本/787×1092 毫米　1/16	
	印张 11¼　字数 122 千字	
印　　数	1-3000 册	
国际书号	ISBN 978-7-101-16971-3	
定　　价	69.00 元	

出版说明

　　《本草纲目》为明朝药物学家李时珍对本草学进行全面整理总结之作，分为16部、60类，共有52卷，载有药物1892种。《本草纲目》集我国16世纪之前药学成就之大成，是中国传统文化经典著作；同时，它也是一部具有世界性影响的中国古代博物学巨著，被达尔文称为"中国古代的百科全书"。

　　近年来，随着传统文化的推广与普及，《本草纲目》越来越受到大家关注，很多家长希望让孩子也了解这一经典著作。但是，因成书久远，语言有隔阂（hé），且体量较大，青少年直接阅读原著有非常大的困难。为了帮助青少年读懂《本草纲目》，我们设计了这本适合青少年阅读的《本草纲目（彩绘版）》，《本草纲目（彩绘版）》具有以下几个特点：

一、既体现原著卷目，又重新编排成适合青少年阅读的体例

　　为了帮助孩子"多识草木鸟兽之名"，《本草纲目（彩绘版）》从原著的16部中精选了与日常生活联系紧密的10部，经过分类整合，归为"小小草有大用（草部）""民以食为天（谷部）""多吃蔬菜好处多（菜部）""美味的果实（果部）""换个角度看树木（木部）"和"奇妙的动物（虫部、鳞部、介部、禽部、兽部）"六章。每章选取孩子日常能够见到的动植物，

分"释名""集解""药用部位""气味""主治"来展示该动植物的名字、形态、药用部位、性质味道和用途等。

二、用通俗易懂的现代汉语讲解药物形态和用途

原著中"集解"和"主治"部分的语言生涩（sè）难懂。"集解"主要介绍药物的相关形态，既有前人的说法，又有李时珍自己的见解。本书精选青少年能够理解的内容，并进行概括、梳理，以通俗易懂的现代汉语将其讲清楚。"主治"主要说明药物的效能和用途，涉及一些较为难懂的中医术语，本书也用通俗的现代汉语进行解释，方便读者理解。

三、精美写实的彩绘插图，直观展示动植物形态

为了让读者更直观地观察和认识书中介绍的动植物，本书根据原著的描述，为所有动植物精心绘制了实物图，准确、精致地复现动植物的样貌。

四、生动有趣的传说故事，为孩子揭开《本草纲目》的神秘面纱

《本草纲目》中，有的植物名字是以人名命名的，如刘寄奴草；有的名字和生活环境相关，如车前；有的植物是从西域引进的，如安石榴和胡瓜；有的动植物帮了人类大忙，如青蒿、蚯蚓，等等。这些动植物背后有很多有意思的故事，本书将为大家娓娓（wěi）道来。

五、博物小百科助力开阔视野，了解更多知识

《本草纲目》不仅是一部药物学著作，还是一部内容丰富的博物学著作。为了让青少年更加全面地了解书中提到的动植物，我们古今链接，设置"博物学"板块，从现代博物学的角度来拓展相关知识，如"薄荷为什么有清凉的感觉？""糖炒栗子为什么要加黑色小石头？""莲藕为什么有那

么多洞？"等等。讲解轻松幽默，科普不枯燥。

六、耳熟能详的经典诗词，让孩子了解"古诗词里的动植物"

本书设有"古诗词里的动植物"板块，精选与文中动植物相关的经典诗词，让孩子品味动植物在古诗词里的优美意象和意境。

七、难字注音注释，阅读无障碍

本书参考《义务教育语文课程标准（2022年版）》中《义务教育语文课程常用字表》，对生字、难字进行注音注释，对拓展的古诗词全文注音，使孩子们阅读、诵读无障碍。

总之，期望通过以上设计，孩子们能翻开一本专属于他们的《本草纲目》，在轻松探索动植物的奥秘中收获知识与乐趣。

受能力所限，书中不免会有一些讹（é）误差错，望读者朋友们多多指正。

目 录

小小草有大用
（草部）

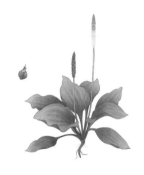

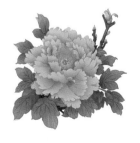

民以食为天
（谷部）

多吃蔬菜好处多
（菜部）

美味的果实
（果部）

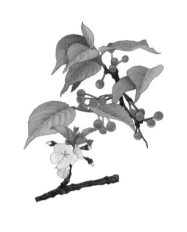

换个角度看树木
（木部）

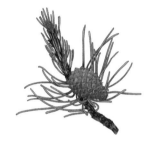

奇妙的动物
（虫部、鳞部、介部、禽部、兽部）

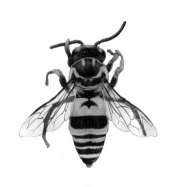

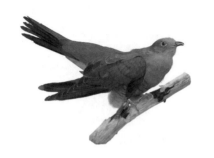

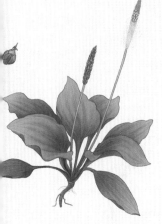

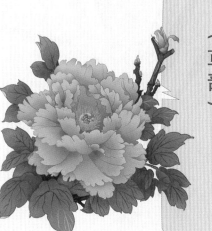

小小草有大用

（草部）

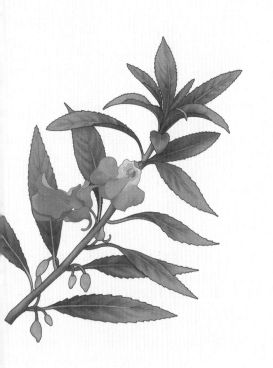

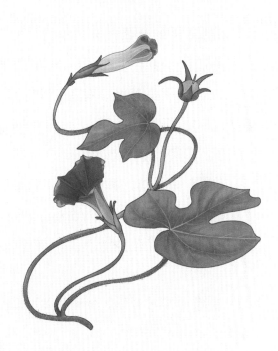

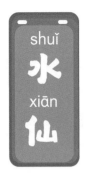

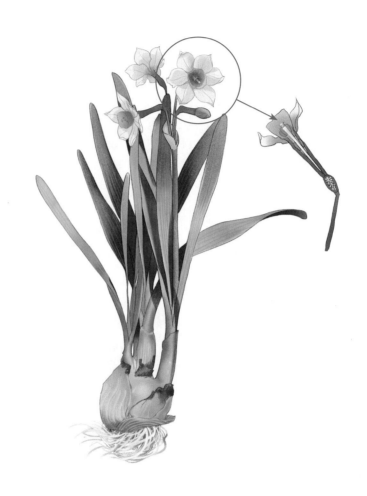

释名 也叫金盏银台。

集解 水仙丛生在低洼湿润的地方。根茎似蒜头，外面有红皮包裹着。水仙叶子似蒜叶，花香清幽。花茎可开数朵花，形状像酒杯，黄色花蕊（ruǐ），像灯盏。

药用部位 根、花。

气味 根：苦、微辛（辣），滑，寒，无毒。

主治 根：主治痈（yōng）肿及鱼骨哽（gěng，鱼刺卡住喉咙）。花：可以做香水，涂在身上头上，祛（qū）风邪（xié）湿气。

注释 中医将药材和食物分成四性、五味。"四性"即寒、热、温、凉四种不同性质。"五味"为酸、苦、甘、辛、咸五种味道。

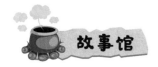

水仙花为什么被叫作凌波仙子？

由于水仙生活在水上，风姿绰（chuò）约，常常被人们想象成美丽的凌波仙子。

传说天上有个凌波仙子在银河边磨宝镜，看到人间旱情严重，五谷歉收，民不聊生。善良的凌波仙子被人间荒凉的景象深深触动，抛下了手中的宝镜。宝镜碎成九块，落下的地方，顿时清泉四涌，化成了九湖。流水潺潺（chán）灌入田园，不仅缓解了旱情，还将所到之处变成花果茂盛的人间美景。凌波仙子被这人间美景吸引，飘然来到湖中游览。湖畔有个勤劳勇敢的小伙，凌波仙子不禁爱上了他。凌波仙子掌管水源，九湖年年风调雨顺。这幸福美景却触怒了当地的妖龙，它口喷毒火，烧毁了田园村庄。为保卫家园，凌波仙子和乡亲们奋起抗争，妖龙逃上天庭，向王母娘娘告了恶状。王母娘娘听信了谗（chán）言，调遣了天兵天将前来捉拿凌波仙子。被抓回天庭的凌波仙子望着被毁的家园，忍痛拔下银簪（zān），竭尽全力投往遭受苦难的地方，银簪落下的地方变出大片清泉，而银簪变成了一朵亭亭玉立、幽香沁（qìn）人的水仙花。

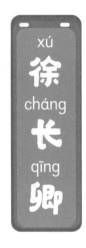

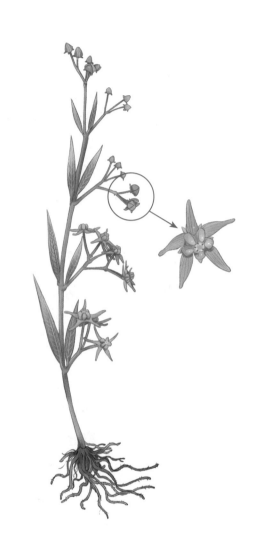

释名 也叫鬼督邮、别仙踪。徐长卿，是人名，徐长卿擅长用这种药治疗邪病，所以人们就用他的名字来命名这种草。

集解 徐长卿多长在低洼湿润的河川湖泽之间。苗似小桑，两叶相对。三月苗青，七月、八月结子，九月苗黄，十月枯萎。八月采根，晒干。

药用部位 根。

气味 辛，温，无毒。

主治 可以治疗邪恶气、瘟（wēn）疫、疟（nüè）疾等。

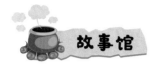

有意思的"草随人名"

　　据传，唐代贞观年间，李世民外出打猎时不慎被毒蛇咬伤，病情十分严重。御医们用了许多方法，均不见效，只得张榜招贤。民间医生徐长卿采药路过，觉得自己有把握治好李世民的病，便揭榜进宫。他把采来的"蛇草"取一两煎好，一日两次，给李世民服下，剩下的药液用于外洗。李世民连着服用三天，症状就消失了。他高兴地询问药名，徐长卿却吞吞吐吐地答不上话。原来，李世民被蛇咬伤后，下了道圣旨，禁止说"蛇"字。站在一旁的丞相魏征急中生智，为徐长卿解围道："徐先生，这草药是不是还没有名字？"徐长卿会意，忙说："这草生在山野，没有名字，请皇上赐名。"李世民不假思索地说："是徐先生用这草药治好了朕（zhèn）的病，就叫徐长卿吧。"皇帝金口玉言，"徐长卿"的名字因此传开了。

　　这个草随人名的传说很有意思。李时珍也认为，徐长卿擅长用这种草药治邪病，人们就称这种草为徐长卿。

　　一般可能会觉得用于治疗毒蛇咬伤的草药会长得比较强悍，而徐长卿的外表却柔弱素净，灰绿细长，不分枝，叶子像柳树叶儿，两叶对称地生长着，偶尔也开出黄绿色的小花。最有特色的是黄色的根，细细密密的五十多条，像马尾一般，散发出特殊的奇异的香气。徐长卿有镇静作用，可以防止萎靡（mǐ）不振、晕车晕船。

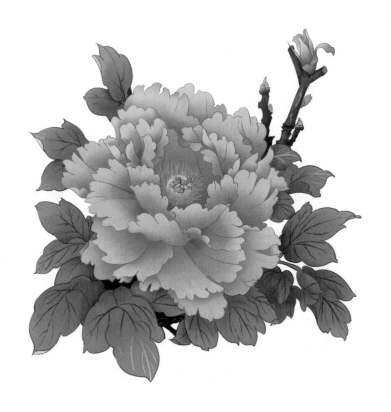

mǔ 牡
dān 丹

释名 也叫鼠姑、鹿韭、百两金、木芍药、花王。

集解 野生山牡丹长在山上或者路边，跟荆棘（jīng jí）一样，当地人常拿来当柴烧，但它的根入药药效好。牡丹可以开出黄色、紫色、红色、白色等颜色的花朵。二月在花梗（gěng）上长出嫩叶，三月开花，花瓣只有五六片。五月结子，黑色，像鸡头。根黄白色，可长五到七寸，像笔管一样粗。

药用部位 根皮。

气味 辛，寒，无毒。

主治 治疗中风、邪气、痈疮（chuāng）、瘀（yū）血，可使五脏安舒，治头腰痛。

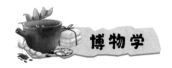

如何区分牡丹和芍药？

　　牡丹和芍药都是毛茛（gèn）科芍药属的植物，有许多相似性，也有一些关键的区别，我们可以从根茎、叶、花和生长习性等方面观察它们。

　　首先，看根茎。牡丹是木本植物，茎干是木质的，即使在冬天落叶后，地上部分也会保留枝干。芍药则是宿根草本植物，地上部分在冬天会枯萎，春天重新从土里长出。同时，牡丹通常比芍药更高大，且茎干更为坚硬，牡丹可达2米高，茎比较粗壮，呈棕褐色，摸起来像树皮，芍药的茎较柔软，呈绿色。这是区别牡丹和芍药最明确有效的方法。

　　其次，看叶片。牡丹的叶片通常较宽较厚，前端有分裂，背面有白粉，正面绿色略带黄色。芍药的叶片较狭长，尖头，前端没有分裂，背面没有白粉，正面和背面都是浓绿色，有光泽。

　　第三，看花期和花朵。牡丹的花期通常在4月，而芍药的花期稍晚，在4月下旬（xún）至5月。牡丹的花朵通常较大且颜色更为鲜艳。牡丹的花朵单生于花枝顶端，花朵的直径较大，可达20厘米以上。芍药的花朵可能单生，也可能数朵簇（cù）生在枝顶，也可能生在叶腋（yè，叶腋即叶柄与茎的连接部分），花径通常较小，12—15厘米。牡丹的花盘（花托膨大的部分）也非常发达，包裹心皮达三分之一以上。芍药的花盘不发达，仅仅包裹心皮基部。

　　另外，还可以看生长习性。相对来说，牡丹较为耐寒，在冬季能够耐得住较低的温度。芍药对寒冷的环境适应性较差，需要较为温暖的气候条件，适合生长在温带和亚热带地区，但南方的高温高湿天气不利于牡丹的生长。

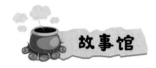

武则天火烧牡丹

传说一年冬天，一场大雪后，女皇武则天带领众官员和宫女到后花园游玩。她看着天寒地冻、百花凋（diāo）谢、万物萧条的景象，心里十分懊恼，就想：若能一夜之间，百花齐放，那该多好！于是她让宫女拿来文房四宝，写道："明朝（zhāo）游上苑，火速报春知。花须连夜放，莫待晓风吹。"写罢，便叫宫女拿去烧给花神，令百花知晓。

百花仙子得知这一消息都吓坏了，她们连夜聚在一起商量对策。桃花仙子胆子最小，瑟瑟（sè）缩缩地说："武则天心狠，咱们不敢违抗呀！"有几个小花仙子也怯生生地附和着说："是呀！咱们还是早做准备，提前开放了吧！"牡丹仙子不同意她们的意见，说："武则天也太霸道了！管着人间的事，竟又管起我们来了。这百花开放，各有节令，怎么能乱来？姐妹们，咱们不能听她的！"众花仙听牡丹仙子这么一说，都觉得在理。可一想到武则天的霸道又都犹豫起来。天色快亮，众花仙看牡丹仙子的决心已定，只好匆匆散去，各自开花去了。

武则天一觉醒来，坐在镜前让宫女给她梳妆打扮。正在这时，宫女推门而入，欣喜地禀（bǐng）报："万岁，花园里的百花全开放了！"武则天一听大喜，急忙来到花园，举目一望，满园的桃花、李花、玉兰、海棠、芙蓉等都怒放了，一丛丛、一簇簇，争芳斗艳。文武百官听说此等奇闻，都纷纷跑来围观。武则天仔细一看，花丛中唯有牡丹没有开放，一股怒火油然而生，心想：这还了得！君言不从，我还如何临朝执政？她怒声说："大胆牡丹！竟敢抗旨。来人！把这些胆大包天的牡丹逐出京城，贬到洛阳去！"

武则天为什么要把牡丹贬到洛阳呢？原来她知道那里土地贫瘠（jí），贬牡丹到那里就是为了叫牡丹吃苦头。谁知，牡丹到了落阳，埋入土中，马上就长出绿叶，开出的花朵娇艳无比。武则天闻讯，气急败坏，派人即刻赶赴洛阳，把牡丹连根拔出，要放火将牡丹花全部烧死。后来，人们发现，牡丹虽枝干焦黑，但仍然有旺盛的生命力，盛开的花朵也更加夺目。牡丹花由此获得了"焦骨牡丹"的称号。牡丹仙子也因这种傲骨被众花仙拥戴为"百花之王"。从此以后，牡丹就在洛阳生根开花，洛阳牡丹名扬天下。

古诗词里的牡丹

红牡丹
hóng mǔ dān

〔唐〕王维
tánɡ　wánɡ wéi

lǜ yàn xián qiě jìnɡ　hónɡ yī qiǎn fù shēn
绿艳闲且静，红衣浅复深。

huā xīn chóu yù duàn　chūn sè qǐ zhī xīn
花心愁欲断，春色岂知心。

dòu

豆

kòu

蔻

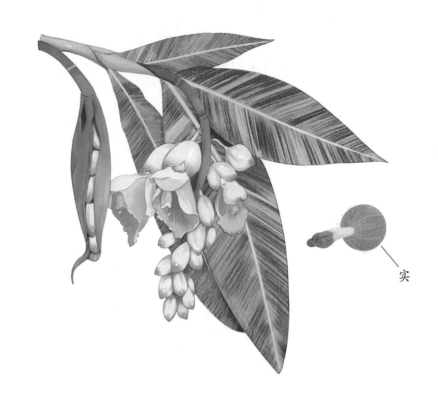

实

释名 也称草豆蔻、漏蔻、草果。

集解 豆蔻嫩苗像芦苇，叶子像山姜的叶子，根像高良姜。二月开花，形成穗房，花长在茎下，由嫩叶卷曲而生。花初开像芙蓉花，微红，穗头深红色。它的叶子逐渐长大，花渐渐绽开，颜色也逐渐变淡，也有变成黄白色的。豆蔻大小像龙眼，稍长，外皮黄白色，薄而且有棱（léng），核仁大小像砂仁，有辛香气味。

药用部位 仁、花。

气味 仁：辛，涩，温，无毒。花：辛，热，无毒。

主治 仁：治心腹痛，止呕吐，去口臭。花：止呕吐，调中补胃气，消酒毒（酒精中毒）。

故事馆

为什么女孩十三四岁被称为"豆蔻年华"？

女孩十三四岁被称为"豆蔻年华"，主要源于唐代诗人杜牧的《赠别》诗中"娉娉（pīng）袅袅（niǎo）十三余，豆蔻梢头二月初"的诗句，这首诗深刻影响了后世，使得"豆蔻年华"成为青春少女的代名词。在这首诗歌中，杜牧刻画了一个十三四岁的少女，娉娉袅袅，楚楚动人，体态轻盈，柔美优雅，如同早春二月枝头含苞待放的豆蔻花，美丽淡雅、清纯可爱，充满生机与希望。杜牧诗句的广泛传播，使得豆蔻意象深入人心，成为我国古代文学和日常生活中描绘少女的美丽和青春的经典。

古诗词里的豆蔻

zèng bié
赠别

táng dù mù
〔唐〕杜牧

pīng pīng niǎo niǎo shí sān yú　　dòu kòu shāo tóu èr yuè chū
娉娉袅袅十三余，豆蔻梢头二月初。

chūn fēng shí lǐ yáng zhōu lù　　juǎn shàng zhū lián zǒng bù rú
春风十里扬州路，卷上珠帘总不如。

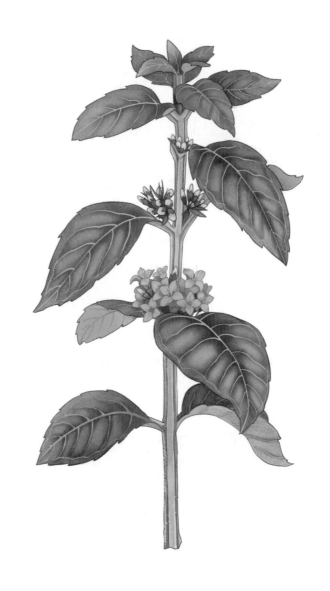

bò
薄
he
荷

释名 也称蕃荷菜、南薄荷、金钱薄荷。

集解 薄荷生长地区广泛，方茎赤色，叶子对生，叶梢初时是圆的，长成后变成尖形，是治风寒的良药。吴越、川蜀的人喜欢用薄荷代替茶叶。

药用部位 茎、叶。

气味 辛，温，无毒。

主治 可生吃或熟吃，祛邪毒，解劳乏，使人口气香洁。

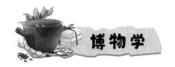

薄荷为什么有清凉的感觉？

薄荷之所以具有清凉感，主要是因为它的茎和叶中含有一种叫作薄荷油的物质。薄荷油是一种淡黄色油状易挥发液体，具有独特的清凉香气和味道。它的主要成分是薄荷醇，也叫薄荷脑。薄荷醇可以在较低的温度下挥发，当人们咀（jǔ）嚼、吸入或直接涂抹薄荷油时，薄荷醇能迅速挥发，并作用于人体的感官系统。当人的皮肤或口腔接触到薄荷醇后，薄荷醇会刺激皮肤和口腔中的神经末梢，这些神经末梢有专门感受寒冷的功能，并向大脑发送出一种类似寒冷的感觉信号。因此，薄荷的清凉感并不是因为皮肤温度下降，主要是由于薄荷醇对神经末梢的刺激作用，让人产生了一种清凉的感觉。另外，薄荷油中的薄荷酮（tóng）和柠檬烯（xī）等也可以带来一定的清凉感觉。

薄荷叶的叶片具有特殊的结构。叶片边缘具有粗大的锯（jù）齿，同时，薄荷的表面，尤其是下表面，散布着许多细小的油腺点，这些结构都有助于薄荷油的分布和挥发，使得薄荷的清凉感更加持久和明显。薄荷叶片越老，薄荷醇含量越高，口感越清凉。因此，老薄荷叶的香气比嫩叶更持久浓郁，口感也更清凉。

同时，薄荷醇还可以促进血管扩张，有助于增加皮肤的血流量，从而产生一种冷却效果。薄荷醇还具有消炎作用，可以减轻炎症引起的红肿和热感。薄荷醇还能够暂时阻止或减少痛觉感受信号的传递，疼痛的缓解给人一种平静舒适感。此外，薄荷的香气清新爽快，沁人心脾，这些感官体验都能带来清凉感。

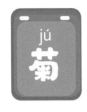

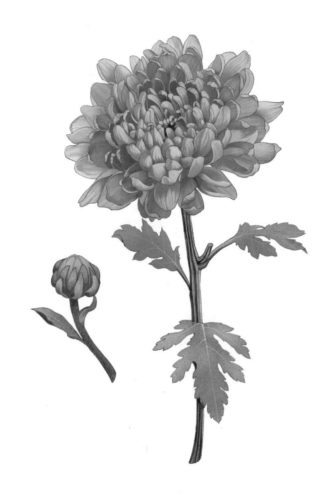

释名 也称节华、女节、女华、女茎、日精、更生、傅延年、治蔷、金蕊、阴成、周盈。

集解 菊的种类有一百多种，宿根自生，茎、叶、花、色，各不相同。虽然有很多菊谱，也未能详尽记载。正月采根，三月采叶，五月采茎，九月采花，十一月采实。

药用部位 花、叶、根、茎、实。

气味 苦，平，无毒。

主治 治疗风热头痛、恶风及风湿性关节炎。用菊做枕头可明目。

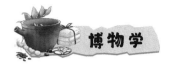

菊花凋谢后为什么花瓣可以
保持较长时间不飘落？

　　菊花之所以在凋谢后花瓣可以保持较长时间不飘落，原因在于其特殊的结构。通常意义上，人们看到的"一朵菊花"，实际上并不是一朵花，而是由许许多多小花组成的，类似一个花束或者花篮，菊花的这种结构，我们称为"头状花序"。人们看到的"一朵菊花"，也就是我们所说的"头状花序"，花序中心的花是管状花，俗称花心，它具备完全的雄蕊和雌蕊。边缘的花，也就是俗称的"花瓣"，其实是舌状花，这舌状花是单性的雌性花，雄蕊已退化，它不会受精发育，因而它不发生细胞分裂，也不形成离层。通常花卉在完成传粉受精后，花瓣基部会有一层细胞进行分裂，分裂后形成几层小型的薄壁细胞，这层结构就叫离层。离层区细胞互相分离后结构变化，花瓣因自身的重量，或风吹等作用，就容易断裂，便飘零落地。而菊花由于不发生细胞分裂，不会形成离层区，结构稳定。这就形成了通常意义上我们看到的菊花"花瓣"，能够保留较长时间不飘落，最后以萎蔫（niān）或呈干枯的状态，而整体老去。

　　菊花的这种特性很早就被发现，文人墨客对此也大加赞颂。宋代诗人郑思肖在《寒菊》中写道："宁可枝头抱香死，何曾吹落北风中。"这两句诗就描绘了菊花宁可在枝头枯萎也不被北风吹落的坚贞形象，也隐喻了诗人自己高洁的民族情操和不屈不挠的民族精神。

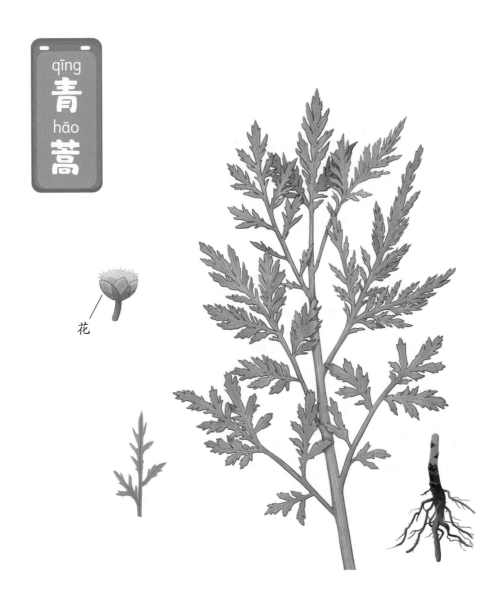

青 qīng
蒿 hāo

花

释名 也称草蒿。

集解 青蒿到处都有。高四尺（1米约3尺）左右，嫩时可以用醋淹成酸菜，味道很香美。

药用部位 苗、子。

气味 苗：苦，寒，无毒。子：甘，冷，无毒。

主治 苗：杀病虫，治恶疮、瘙（sào）痒、疥癣（jiè xuǎn）、风疹，治疟疾、腹胀，明目。子：明目开胃。

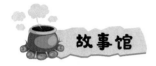

一株青^{zhěng}蒿拯救苍生

1930年12月30日黎明时分，在浙江宁波一个殷（yīn）实的书香之家，一个女婴呱呱（gū）坠（zhuì）地。父亲屠濂（lián）规依据"男《楚辞》，女《诗经》"的传统取名习俗，为爱女取名"呦呦（yōu）"，出自《诗经·小雅·鹿鸣》中的诗句"呦呦鹿鸣，食野之苹……呦呦鹿鸣，食野之蒿……呦呦鹿鸣，食野之芩（qín）"。从此，屠呦呦一生便与"蒿"结下了不解之缘。

屠家有女初长成，1951年屠呦呦考入北京大学医学院，1955年本科毕业后被分配到中医研究院工作。当时疟疾是令各国头疼的凶险疾病，我国在1967年成立了全国疟疾防治药物研究工作协作领导小组，事关机密，代号"523项目"。1969年，中药研究所屠呦呦所在团队加入"523项目"中医中药组，屠呦呦任北京地区"中草药专业协作组"组长，踏上从中医药中探索发掘抗疟新药的艰辛征程。医学研究人员筛（shāi）选了包括青蒿在内的中草药3000多种，效果都不好。但经过冷静思考后，屠呦呦仍将筛选重点锁定在青蒿上。最早明确记载青蒿具有抗疟疾功能的医学文献是晋代葛洪所著的《肘（zhǒu）后备急方》。在这部著作中，葛洪在"治寒热诸疟方"中提到了使用青蒿治疗疟疾的具体方法："青蒿一握，以水二升渍（zì），绞（jiǎo）取汁，尽服之。"

屠呦呦在反复研读医学书籍后，从葛洪的记载中收获了灵感。她意识到，问题的症结可能出现在常用的"水煎法"或水煮法上，因为高温加热会使青蒿本身所含成分受到破坏或相互影响，从而错失青蒿中的抗疟有效成分。屠呦呦发现葛洪的验方中说到有效提取方法是"渍"和"绞"，即低温提取法。有鉴于此，屠呦呦团队不断完善提取方法，采用低沸点溶剂乙醚（mí）作为萃（cuì）取剂，终于经过多次实验后，在1971年发现了抗疟有效的青蒿乙醚中性提取物。

屠呦呦率先把青蒿引入"523项目"作为抗疟药的研究对象，并且原创性地提出低沸点乙醚浸提法，首先得到具有100%抗疟活性的"醚中干"（用乙醚从青蒿里提取中性部分的物质，条件是低温干燥），并临床证实有效，这是青蒿素研发过程中的关键一步，开启了青蒿素研究的大门。青蒿素研发中的突出贡献为屠呦呦带来了崇高的成就和荣誉，2015年10月5日，屠呦呦"因发现对抗疟疾的新型疗法"而荣膺（yīng）当年诺贝尔生理学或医学奖。2017年，屠呦呦获得国家最高科学技术奖。2019年，国家主席习近平签署主席令，授予屠呦呦国家最高荣誉——共和国勋章。人们更喜欢亲切地称呼屠呦呦为"青蒿素之母"。

古诗词里的青蒿

鹿鸣
lù míng

《诗经·小雅》
shī jīng　xiào yǎ

yōu yōu lù míng　shí yě zhī píng
呦呦鹿鸣，食野之苹。

wǒ yǒu jiā bīn　gǔ sè chuī shēng
我有嘉宾，鼓瑟吹笙。

chuī shēng gǔ huáng　chéng kuāng shì jiāng
吹笙鼓簧，承筐是将。

rén zhī hǎo wǒ　shì wǒ zhōu háng
人之好我，示我周行。

yōu yōu lù míng　shí yě zhī hāo
呦呦鹿鸣，食野之蒿。

wǒ yǒu jiā bīn　dé yīn kǒng zhāo
我有嘉宾，德音孔昭。

shì mín bù tiāo　jūn zǐ shì zé shì xiào
视民不恌，君子是则是效。

wǒ yǒu zhǐ jiǔ　jiā bīn shì yàn yǐ áo
我有旨酒，嘉宾式燕以敖。

yōu yōu lù míng　shí yě zhī qín
呦呦鹿鸣，食野之芩。

wǒ yǒu jiā bīn　gǔ sè gǔ qín
我有嘉宾，鼓瑟鼓琴。

gǔ sè gǔ qín　hé lè qiě dān
鼓瑟鼓琴，和乐且湛。

wǒ yǒu zhǐ jiǔ　yǐ yàn lè jiā bīn zhī xīn
我有旨酒，以燕乐嘉宾之心。

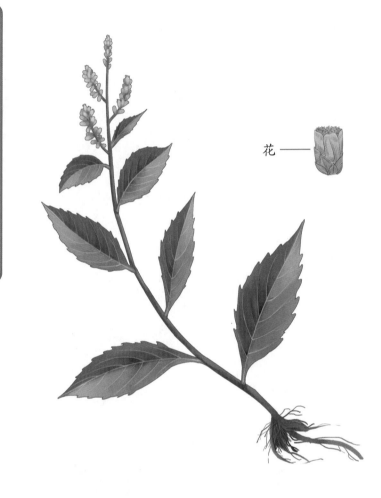

刘_{liú}寄_{jì}奴_{nú}草_{cǎo}

花 ——

释名 也称金寄奴、乌藤菜。

集解 刘寄奴草生于江南。茎像艾蒿，一根直茎，长三四尺，叶互生，叶似山兰草而尖长，也像苍术，粗糙，叶面颜色比叶背深，有穗。九月茎端分开数枝，一枝攒（cuán）簇着若干朵小花，白瓣黄蕊，如小菊花。花谢后有白絮（xù）。种子细长，像稗（bài，幼苗像稻，是稻田中的一种杂草）的种子。

药用部位 子、苗。

气味 苦，温，无毒。

主治 治疗跌打损伤、金疮出血。

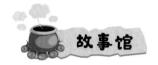

以帝王小名命名的药草

南北朝时期刘宋的开国皇帝刘裕，小字叫寄奴。传说刘裕年轻时，有一次攻伐获（dí）新洲，途中遇见一条大蛇，刘裕一箭射中了它。那条大蛇却忽然逃脱了，刘裕找遍了四周，也没有发现蛇的踪迹。第二天刘裕再次前往射中大蛇的地方，仍然没有看到蛇的踪影，却听见有杵臼（chǔ jiù，用来捣药或粮食的圆木棒和碗状物）捣药的声音。他循着声音前去寻找，发现有几个小孩子穿着一模一样的青衣，在树林中捣药。刘裕便上前去问个究竟："你们为什么在这里捣药？"小孩子们回答道："我们的主人被刘寄奴射中了，现在我们需要捣药为主人治伤。"刘裕又问："为何不杀了刘寄奴？"小孩子们回答道："刘寄奴是将来的王，不能杀。"听到这里，刘裕大声斥骂，小孩们吓得四散而逃。刘裕就收了他们捣的药返回营地，用这种药治疗兵器造成的创伤，伤口很快就愈合了。后来，人们称这种止血治金疮的草为刘寄奴草。

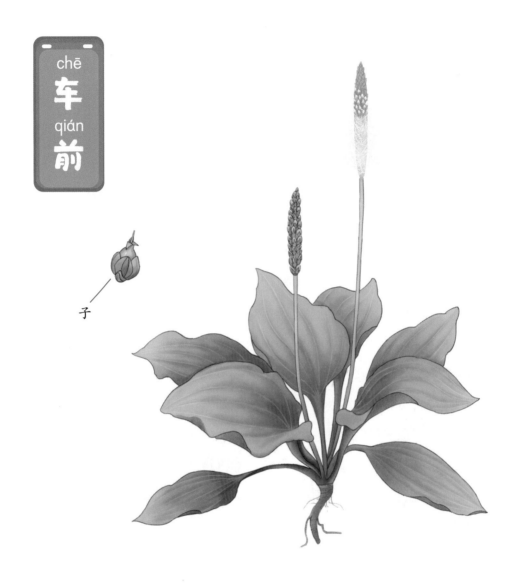

子

释名 也叫当道、苤苢（fú yǐ）、马舃（xì）、牛遗、牛舌草、车轮菜、地衣、蛤蟆（há ma）衣。这些名字的由来，与这种草的生长环境有关，也与它的形状有关。

药用部位 子。

气味 甘，寒，无毒。

主治 止痛，利尿，除湿，养肺，明目，去风毒，去心烦热，导小肠热，去暑，止泻。

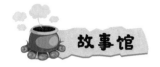

小小野草挽救一支军队

东汉时有一位名将叫马武，一次他带领军队去征服武陵的蛮夷，由于地形生疏，打了败仗，被围困在一个荒无人烟的地方。当时正是六月，酷热无雨。由于缺食少水，很多人开始肚子胀痛，甚至小便中还有血。随军郎中诊断为尿血症，但身边没有对症的药，束手无策。将士们个个焦急万分。

一个名叫张勇的马夫偶然发现他照顾的三匹患尿血的马不尿血了，精神也大为好转。他感到奇怪，便细心观察马的活动，寻根追源，他发现那三匹马把附近地面上一片像牛耳形的野草吃光了。他灵机一动，心想大概马是吃了这种草治好了病。为了证实这种草的效果，他决定自己先拔些来试试看，于是他拔了一些草煎（jiān）水，一连喝了几天后，他感到身体舒服了，小便也正常了。

于是张勇马上把这一意外发现报告给马武将军。马将军大喜，问张勇："这种草长什么样？到什么地方去找？"张勇用手一指，说："将军请看，那马车前面到处都是这种草。"马武走过去看了看，大笑起来："这真是上天在帮助我们啊。俗话说，不识是棵草，识得是块宝，这种草可能是种宝贵的草药呢！"他当即命令全军采这种草，吃这种草。全军人马服用这种草后，果然治愈了尿血症。由于这种草长在车前马后，便被称为"车前草"。

古诗词里的车前

fú yǐ 芣苢

《诗经·周南》

采采芣苢，薄言采之。

采采芣苢，薄言有之。

采采芣苢，薄言掇之。

采采芣苢，薄言捋之。

采采芣苢，薄言袺之。

采采芣苢，薄言襭之。

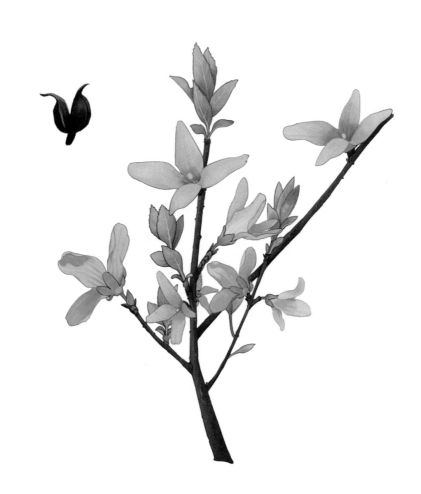

连 lián
翘 qiáo

释名 也称连、异翘、旱莲子、兰华、三廉。根名连轺（yáo）、折根。

集解 连翘有两种：大翘生长在低洼的湿地或山冈上，狭长的叶子，像榆叶，茎是红色的，高三四尺，独茎，梢间开黄色的花，秋季结果像莲子，八月采摘；小翘生在山冈上，花、叶、果实都像大翘而更细小。

药用部位 果实。

气味 苦，平，无毒。

主治 通小肠，排脓，止痛，消肿。泻心火，除心肺积热，脾胃湿热。治耳聋，治伤寒瘀热。

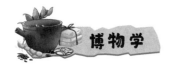

连翘和迎春花的区别

连翘和迎春花两者有很多相似之处，连翘和迎春花开花时间相近，都是先开黄色的花，然后再长叶子。因此很多人经常把两种植物弄混。如果仔细观察可以发现它们在多个方面有显著的区别。以下是详细的对比。

1. 开花：迎春花通常在天气还比较寒冷的时候就开花，连翘则在早春开花，花朵略大，花冠为钟形状，花冠筒很短。

2. 花瓣数量：迎春花的花瓣通常有5—6片，而连翘的花瓣只有4片。

3. 叶片：迎春花的叶片较小，呈卵形或椭圆形，边缘反卷。连翘的叶片较大，呈卵形、宽卵形或椭圆状卵形，边缘有整齐的粗锯齿。

4. 株型和外观：迎春花的植株比较秀气，枝条纤细且自然下垂。连翘则略显高大粗壮，植株呈直立状生长或在末梢下垂。迎春花的小枝条是绿色的，有明显的四条棱。而连翘的小枝条颜色较深，一般为浅褐色，基本是圆形的，且枝条中间是空的。

5. 果实：连翘会结果实，果实呈卵球形或长椭圆形。迎春花很少结果实。

留心以上这些特征，我们就可以较为清晰地区分迎春花和连翘了。

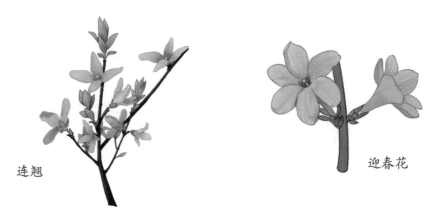

连翘   迎春花

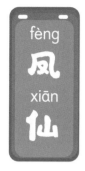

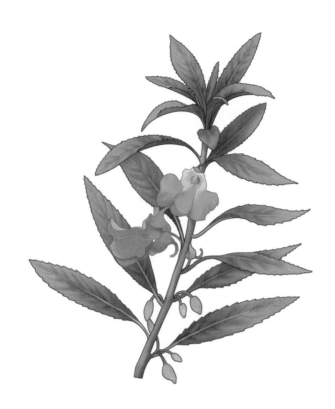

释名 也称急性子、旱珍珠、金凤花、小桃红、夹竹桃、染指甲草、菊婢。

集解 人们多有种植，很容易成活。高二三尺，茎有红白二色，中心空而且脆。叶子长而且尖，边有锯齿。花有黄有白，或红或紫，也有淡青色或杂色的。初夏到秋末不断开谢。结的果实堆叠着，大如樱桃，形状稍长一些，生时青色，成熟后变黄色，碰触到它就自己裂开，皮卷起如拳头一样。里面有褐色的种子。

药用部位 子、花、根、叶。

气味 子：微苦，温，小毒。花：甘、滑，温，无毒。根、叶：苦、甘、辛，有小毒。

主治 子：治难产、骨刺卡喉，活血消积，透骨通窍。花：治蛇伤、腰胁疼痛。根叶：治骨刺卡喉，跌打肿痛，散血通经。

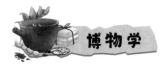

凤仙花为什么能染指甲？

凤仙花因其能染指甲，也被称为指甲花。相传，唐朝的杨贵妃白白嫩嫩的纤纤玉指上是红艳动人的红指甲，备受唐明皇宠爱，唐宫里的人就纷纷效仿，于是用凤仙花把指甲染红的做法就掀起了一种美甲的时尚。凤仙花能染红指甲主要是因为它的花瓣中含有一种红色有机染料。但是，凤仙花这种染料本身并不容易直接附着在指甲上，所以，凤仙花染指甲需要使用一些起辅助染色的媒介，比如明矾（fán）。明矾遇到水水解后会生成一种浆（jiàng）糊似的胶体物质，这种物质改变了染色剂的化学结构后，可以帮助凤仙花的色素附着在指甲上。

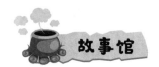

凤仙花仙子勇斗白蛇怪

传说很久以前，黄海边有一个渔翁，生了一个女儿。父女俩相依为命，打鱼为生。女孩俊俏秀气、勤劳善良，是远近闻名的好姑娘。女孩的好名声传到长江口的白蛇怪耳朵里。白蛇怪为了得到女孩，生出毒计，趁着父女张网捕鱼时兴风作浪，颠覆了小舟，抢走了女孩。渔翁自女儿被抢走后，终日站立海边呼天号地，哭暗了太阳，哭昏了月亮，也哭瞎了双眼。哭声感动了天上的凤仙花仙子。凤仙花仙子决心救出女孩。

五月初五，凤仙花仙子手执双剑下凡，讨伐白蛇怪。白蛇怪先派红蛇小妖迎战。红蛇小妖不是对手，只二三回合，被凤仙花仙子飞起一脚，砸进土里，变成了红蚯蚓。白蛇怪又让黄蛇精出阵。黄蛇精生性刁（diāo）钻，不想替别人出气，赔自己性命，没交手便跪倒在凤仙花仙子跟前，乞求饶命。凤仙花仙子飞起一脚，将那黄蛇精踢进江河里，黄蛇精变成了黄鳝（shàn）逃走了。白蛇怪恼羞成怒，执长戟（jǐ）、吐毒雾与凤仙花仙子决一死战。一时，长江口风狂雨猛。凤仙花仙子凭正气频频作法，愈战愈勇。白蛇怪理亏心虚，力竭不支，蛇眼昏花，钻进迷魂阵分不清东南西北，最终现出原形，被凤仙花仙子杀了。凤仙花仙子救出了女孩。

然而白蛇与凤仙花仙子决斗之事被东海龙王添油加醋告到天庭。玉帝怪凤仙花仙子多管凡间俗事，有违天庭规矩，将凤仙花仙子贬至人间，永为草木。

人们为纪念这位花仙，家家户户房前屋后都种上了凤仙花。夏秋之际，凤仙果实成熟之后，果瓣自裂，内卷如拳，黑色种子四面弹出，蛇、蝎之类一旦被击，往往劫数难逃。凤仙种子捣烂制药，蛇虫咬伤、痈疖（jiē）疔（dīng）疮，一敷见效。

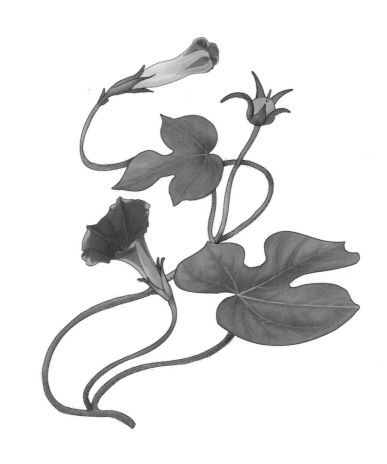

qiān
牛
niú
牛
zǐ
子

释名 也称黑丑、草金铃、盆甑（zèng）草、狗耳草。

集解 牵牛有黑白两种，黑的处处都有，多为野生。藤蔓（wàn）有白毛，折断后有白汁。叶子有三尖，如枫叶。花不分瓣，像旋花。果实有蒂（dì）包裹着，有一寸左右长，生时青色，干枯时泛白色。白的多是人工栽种，其藤蔓微红无毛，有柔刺，弄断它有浓汁。叶子圆形，有斜尖，如同山药的茎叶。其花比黑牵牛花小，浅碧带红色。

药用部位 子。

气味 苦，寒，有毒。

主治 治下肢水肿，除风毒和气滞（zhì）。利大小便。

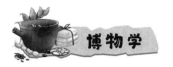

牵牛花为什么早晨开花、中午合拢？

　　牵牛花早晨开花，中午合拢主要是由于牵牛花开放需要一定的环境条件。早晨空气比较湿润，阳光比较柔和，对牵牛花来说最为适宜。这时，牵牛花花瓣内侧的上表皮细胞比花瓣外侧的表皮细胞生长得快，花瓣呈向外弯曲状，花就开了。而中午时，阳光比较强烈，空气会变干燥，娇嫩的花朵因为缺少水分而慢慢闭合，这是一种自我保护机制，以避免在强烈阳光下过度失水。

　　另外，牵牛花具有自身的生物钟，能够感知到白天和夜晚的变化。在白天，牵牛花感受到光照后，会产生开放花朵的信号。这是因为光照可以促进植物体内激素的合成和运输，从而引发花朵的开放。牵牛花的开合现象有助于吸引传粉媒介，提高繁殖成功率。牵牛花的花朵在早上开放，可以吸引白天活动的昆虫等传粉媒介，通过有效地吸引传粉媒介，牵牛花可以提高花粉传播和繁殖的成功率。

　　总之，牵牛花早晨开花，中午合拢的现象是由其对环境条件的适应、生物钟调控和传粉策略等共同作用的结果。

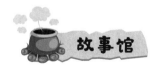

牵牛谢药

　　从前，在黑丑山下住着一家姓王的人家，家中只有夫妻两口子，两人过着男耕女织的生活。

有一天丈夫王安从田里回到家中，觉得自己的两条腿有些发沉，第二天竟然全身水肿，卧床不起。妻子看到丈夫痛苦的样子，心中十分着急。虽然她四处求医，但也没有治好丈夫的病。一天，有一个牵着牛的孩子从王家门前经过，见一向辛勤劳作的王大伯躺在床上呻吟（shēn yín），忙问："伯母，大伯怎么躺下了？"王安的妻子回答说："你大伯肚子胀痛，不能下地了。"那个孩子听后说："您别着急，我去采些药来试试！"说完，他就一溜烟儿跑到山上，采了好多瓜瓣形的黑色颗粒的花籽来，他递给王安的妻子说："伯母，你用这花籽熬药给大伯喝，看看效果怎么样？"

王安的妻子接过这一大包花籽，每天熬两碗汤药给王安喝，喝了不到一个月，王安身上的水肿便消退了，肚子也不胀了，两腿也活动自如能下地走路了。又过了几天，竟能下田耕作了，王安和妻子都很惊奇。后来，王安找到牵牛的孩子问："你给我采的那种花籽太神奇了，它叫什么名字？"小孩儿摇摇头说："我只知道山上有很多这种花籽，它叫什么名字我也不知道。"王安牵着牛来到花丛鞠躬表示谢意，小孩儿在旁边见了，便说："这种花就起名叫牵牛花吧，它的花籽就叫牵牛子。"于是牵牛子的名字就这样传了下来。

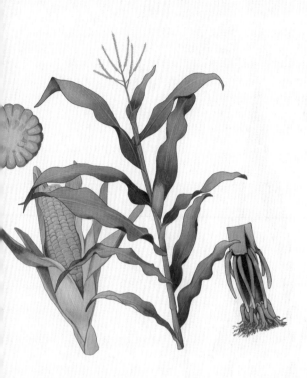

民以食为天

（谷部）

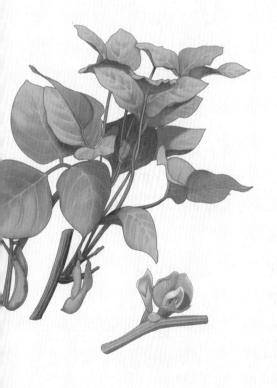

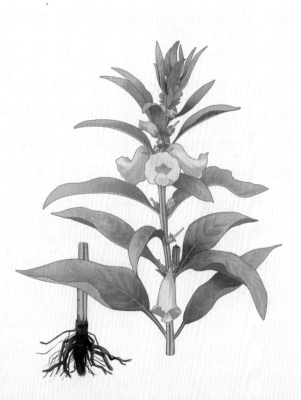

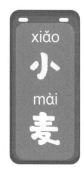

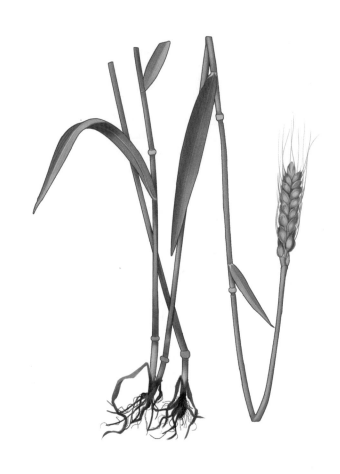

释名 也称来。

集解 秋季播种，冬季生长，春季抽穗开花，夏季结果。气候暖和的地方可以春季播种，到了夏季便可收获。北方人播种麦子乱撒，南方人播种麦子一窝窝地撒。所以北方的麦子皮薄面多，南方的麦子则皮厚面少。

药用部位 小麦、浮麦、面、面筋、麦苗。

气味 小麦：甘，微寒，无毒。浮麦：甘、咸，寒，无毒。面：甘，温，有微毒。面筋：甘，凉，无毒。麦苗：辛，寒，无毒。

主治 小麦：止烦渴，利小便，补养肝气。浮麦：益气除热，止自汗盗汗。面：补虚，厚肠胃。面筋：宽中益气。麦苗：消酒毒暑热，解虫毒，除烦闷。

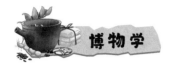

为什么小麦成熟后会变黄？

小麦成熟后变黄有几个方面的原因。

首先，成熟时小麦植株的水分含量降低，这会导致叶片变得干燥、脆弱，并改变其颜色。小麦成熟时，植株会将营养物质从叶片转移到种子中，以确保种子的成熟和发芽能力。这种营养物质的转移也会导致叶片变黄。

小麦成熟后变黄，从科学的角度看是因为光合作用减缓后的叶绿素降解。成熟期的小麦生长已经停止，不再需要大量的光合作用来合成有机物质，因此叶绿素的合成减少，降解增多。叶绿素是植物进行光合作用的重要色素，它使植物呈现绿色。随着小麦的成熟，叶绿素被分解，逐渐降解，植物失去了绿色，显示出了叶片中其他色素的颜色，如类胡萝卜素的黄色。在成熟过程中，还有一些因素会促进叶绿素的分解，比如小麦植株中的有一些催化叶绿素分解的酶（méi），这些酶还可以同时激活其他色素的合成，如叶黄素，这也会导致叶片变黄。在小麦成熟的过程中，干旱、高温、营养缺乏等也会影响叶绿素的稳定性，加速其降解过程，导致小麦叶片变黄。

总之，小麦成熟后变黄是植物生命周期中的自然现象，标志着小麦已经准备好收获。此时，小麦的种子已经积累了足够的营养物质，准备脱离母体，开始新的生命循环。

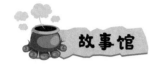

小麦为什么只有一枝麦穗？

相传远古时代，小麦的产量非常高，据说一个小麦叶子上就有一个麦穗，一株小麦有多少叶子，就有多少麦穗。那时候，人们总是能收获很多的小麦，开始时人们感谢上天保佑，节俭不浪费。可是后来人开始变得贪婪（lán），甚至想把小麦变成大树的样子，这样就不用每年都种了。人们也开始浪费粮食，有人把粮食放的发霉了也不给没有粮食的人吃，还有人拿面粉做成凳子坐，拿面粉砌墙，拿面粉和泥。这种浪费面粉、浪费粮食的现象震动了天界。

玉皇大帝派了一位老神仙来到人间了解情况，老神仙看到有的人拿着面粉和泥，有的人拿着面粉砌墙，他非常生气。回到天庭后，他将自己看到的现象如实汇报给了玉皇大帝。玉皇大帝一怒之下，就让老神仙收回人间所有的麦子。

老神仙变成一个要饭的，来到一户人家讨要吃的。这户人家骂骂咧咧地说："小麦的产量这么低，哪儿有吃的啊，没有！赶紧滚！"老神仙看到小孩屁股底下垫了个白面烙（lào）的饼，就说："小孩把饼当垫子坐，为什么就不能给我点吃的？"那人不耐烦地说："我自己家的东西干什么我都乐意，我就不想给你。"老神仙到了好几个地方都是这样。这时一只狗叼着一个馒头来到他身边，把馒头给了他。老神仙摸了摸狗头，然后大手一挥，所有的小麦都变成了狗尾巴草。这只善良的狗马上意识到，这样一来，天下就都没吃的了。它立即趴在地上"呜呜"地求老神仙大发慈悲，给人类留一条活路。老神仙看在善良的狗的份上，留下了只有一枝麦穗的小麦。从此以后，小麦就只有一枝麦穗了。

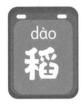

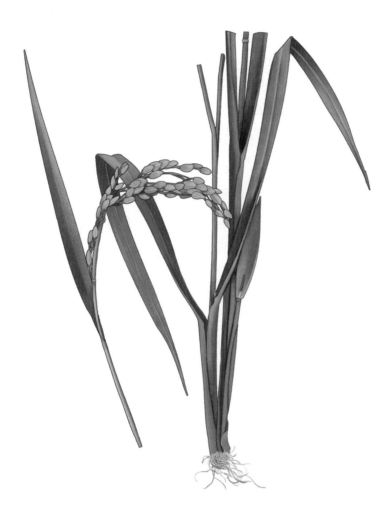

释名 也称糯（nuò）。

集解 糯稻，多种植于南方水田中，有黏（nián）性，可以酿酒，可以用来祭祀（jì sì）、蒸糕、煮粥，也可用来炒着吃。它的种类有很多，谷壳有红、白两种颜色，有的有毛，有的无毛。米也有红、白两种颜色。

药用部位 稻米。

气味 苦，温，无毒。

主治 益气止泄，能暖脾胃。

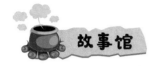

跋山涉水找水稻

很久以前的人们没有粮食吃，更没有香喷喷的白米饭，只能靠野果填饱肚子。有一家人养了一只狗，一天晚上这只狗梦见一位神仙告诉它，在很远很远的地方生长着一种植物，名叫水稻，水稻非常好吃，但是人到不了水稻生长的地方，只有狗才能到那里取回种子。狗把这个梦告诉了它的主人，说："找到了水稻的种子我就回来，找不到种子我就不回来了。"说完它就上路了。

狗跑啊跑啊，它不顾天寒地冻，不怕火辣辣的太阳，找遍了千山万壑（hè），也不见梦中的水稻。有一天，一条大河挡住了它的去路，它纵身一跃跳进了波涛汹涌的大河里，前腿不断向前拨动，后腿向后猛蹬（dēng），乘风破浪到了岸边。就这样它渡过了九十九条大河，也没有找到水稻的踪迹。后来它来到了一望无际的大海前，它犹豫了，这么宽的大海自己能过去吗？但坚持的信念鼓舞了它，它又一次奋不顾身地跳进了大海，它游啊游啊，终于游到了海边。

筋疲力尽的狗在海岸上的绿洲里，发现了一片金黄色的植物，果穗坠满枝头。它用鼻子嗅了嗅，又香又甜，正是梦里的水稻的味道。它高兴极了，可是，怎样把水稻带回去也是难题。它看了稻子半天，发现稻壳上有一些毛茸茸（róng）的东西，正好可以粘在狗毛上。它高兴地在稻田里打滚，身上挂满了黄灿灿的稻谷，然后返回大海边。这时海上刚好有一块独木，它趴在独木上游过大海，翻过大山，渡过大河，终于回到了主人家。

这时狗已经筋疲力尽了，依旧不断地摇动着尾巴。主人从狗尾巴上找到三颗金灿灿的水稻种子，他把种子种在水田里，水稻很快就长出了稻谷。为了答谢给人类找来稻种的狗。每逢大年三十晚上人们都要先让狗吃饱饭，等狗吃饱了，人们才吃饭。

古诗词里的麦和稻

观刈麦（节选）

〔唐〕白居易

田家少闲月，五月人倍忙。

夜来南风起，小麦覆陇黄。

西江月·夜行黄沙道中

〔宋〕辛弃疾

明月别枝惊鹊，清风半夜鸣蝉。稻花香里说丰年，听取蛙声一片。　七八个星天外，两三点雨山前。旧时茅店社林边，路转溪桥忽见。

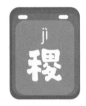

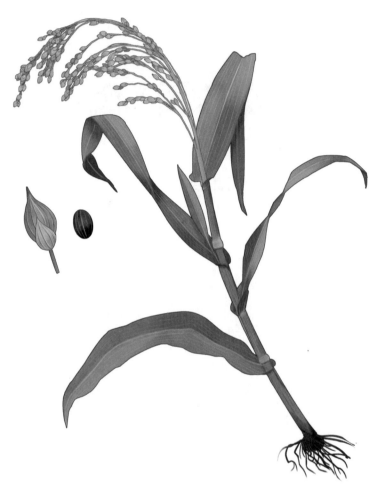

释名 也称穄（jì）、粢（zī）。

集解 稷与黍，属于同一类的两个品种。质黏的是黍，不黏的是稷，稷可以作为饭食，黍可以用来酿酒。

药用部位 稷米。

气味 甘，寒，无毒。

主治 利胃益脾，凉血解暑。

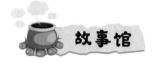

后稷种五谷

古代有一位农神叫后稷，他的母亲叫姜嫄（yuán）。有一次姜嫄去野外散步，走着走着，她忽然发现前面上有一个大大的脚印，她好奇地踩了上去。没过多久她就怀孕生下了一个婴儿。姜嫄感到十分害怕，认为这个孩子是不祥之物，便把孩子丢在了一条狭隘（ài）的巷子中，奇怪的是，经过小巷的牛马都会小心翼翼（yì）地躲开孩子。后来姜嫄又派人把他扔到山林中去，碰巧又遇到山中有许多人，没有丢成。最后只好把他抛弃在结了冰的河里，结果飞来一只大鸟，用自己的翅膀为孩子取暖。姜嫄得知后，认为这是神在保佑这个孩子，便把他抱回家精心养育，给他取名叫"弃"。

弃慢慢长大了，他聪明异常，特别喜欢学习大人种植麻呀、豆呀等农作物。到了长大成人后，他会种植的农作物更多了。人们见他种庄稼种得那么好，便跟着他一起种，每年都能获得大丰收。帝尧听说后，便封弃做了农艺师，让他掌管农业。后来舜继承尧做了国君，又把邰（tái）这个地方赐给他，还赐给他一个称号"后稷"。"稷"就是粮食的意思，而"后"则是一个尊敬的称号。从此以后，神州大地上的百姓在后稷的指导下，种植技术有了很大的进步，收成也越来越好。

古诗词里的稷

黍离
shǔ lí

《诗经·国风》
shī jīng guó fēng

彼黍离离，彼稷之苗。
bǐ shǔ lí lí　　bǐ jì zhī miáo

行迈靡靡，中心摇摇。
xíng mài mǐ mǐ　　zhōng xīn yáo yáo

知我者，谓我心忧。
zhī wǒ zhě　　wèi wǒ xīn yōu

不知我者，谓我何求。
bù zhī wǒ zhě　　wèi wǒ hé qiú

悠悠苍天，此何人哉！
yōu yōu cāng tiān　　cǐ hé rén zāi

彼黍离离，彼稷之穗。
bǐ shǔ lí lí　　bǐ jì zhī suì

行迈靡靡，中心如醉。
xíng mài mǐ mǐ　　zhōng xīn rú zuì

知我者，谓我心忧。
zhī wǒ zhě　　wèi wǒ xīn yōu

不知我者，谓我何求。
bù zhī wǒ zhě　　wèi wǒ hé qiú

悠悠苍天，此何人哉！
yōu yōu cāng tiān　　cǐ hé rén zāi

彼黍离离，彼稷之实。
bǐ shǔ lí lí　　bǐ jì zhī shí

行迈靡靡，中心如噎。
xíng mài mǐ mǐ　　zhōng xīn rú yē

知我者，谓我心忧。
zhī wǒ zhě　　wèi wǒ xīn yōu

不知我者，谓我何求。
bù zhī wǒ zhě　　wèi wǒ hé qiú

悠悠苍天，此何人哉！
yōu yōu cāng tiān　　cǐ hé rén zāi

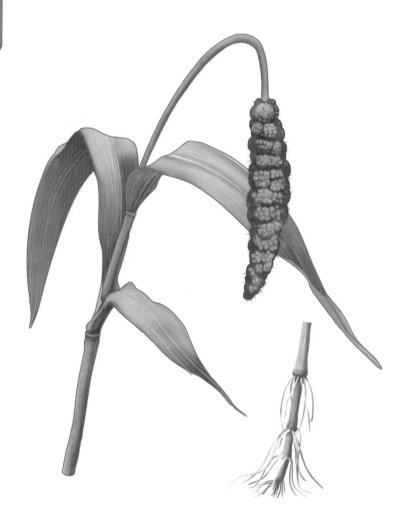

sù
粟

释名 也称籼（xiān）粟，小米。

集解 粟的谷穗小并且毛短颗粒小。粟的成熟分早、晚，大多早熟的粟皮薄米多，晚熟的粟皮厚米少。

药用部位 粟米（小米）。

气味 咸，微寒，无毒。

主治 除脾胃中热，益气。

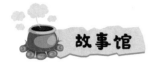

米粟带来丰收

相传很久以前，陕西有个五龙氏掌管的地方自然环境十分恶劣，那里的地种不出庄稼，一片荒芜（wú）。人们便向上天哭诉，祈（qí）求上天赐给他们粮食。玉帝要求盘古去帮助当地的百姓，但是当时盘古已老眼昏花，步履蹒跚（pán shān），无法帮助五龙氏。盘古有一个女儿，名字叫米粟，生得小巧玲珑，机智乖巧。她看到老父为此事唉声叹气，便自告奋勇地站了出来，愿意帮助五龙氏渡过苦难。

盘古忧心忡忡（chōng），想当初，自己有开天辟地、治理蛮荒的本领，也没有办法让五龙氏所在的地方风调雨顺。米粟一个小女子又有何能耐呢？然而，米粟却是信心百倍。她来到五龙氏所在的地方，仔细一看，不由得心里一惊，只见这里烈日炎炎似火烧，田野大地皆龟（jūn）裂，景象惨不忍睹。她心急如焚，急忙返回天宫，向众仙求助，寻找治理之法，众仙皆摇头不语。

有一位掌管庄稼的神仙看米粟心诚，就悄悄告诉她："实不相瞒（mán），这个地方干旱少雨，适合种植粟。但是，恐怕只有用你的全部生命之力，才能救助五龙氏啊。"米粟听后，表示愿意为此献身。

米粟再次来到五龙氏的土地上，只见她口吐水珠，变出一条奔流不息的大河，她又双手合十，两脚并立，瞬间变成了一株翠绿的谷苗，河流流淌浇灌着谷苗，谷苗在河水的滋润下，茁（zhuó）壮成长，青翠欲滴。谷子越长越大，硕大的谷穗将谷苗压弯了腰。众人看到那么大的谷穗，感慨不已。这时，谷穗说道："你们不要惊慌，我是天神米粟，是来拯救五龙氏的，愿这里从此五谷丰登，人们安居乐业。"百姓们一听是米粟神，纷纷下跪感谢。后来，人们把谷穗保存下来，称作米粟，春种秋收，年复一年。人们把米粟去壳煮熟、熬汤，黄澄澄的米汤上，铺着一层厚厚的米油，米汁凝脂。从此，他们就以米粟为食，奉米粟为神。

古诗词里的粟

悯农二首（其一）

〔唐〕李绅

春种一粒粟，秋收万颗子。

四海无闲田，农夫犹饿死。

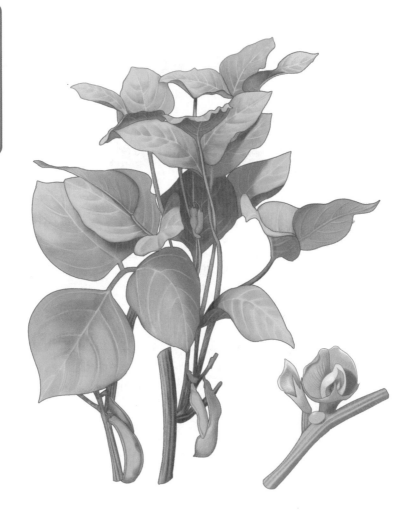

大
dà

豆
dòu

释名 也称菽（shū），角名荚（jiá），叶名藿（huò），茎名萁（qí）。

集解 大豆有黑、白、黄、褐、青、斑等颜色。黑色的叫乌豆，可以用作药及充当粮食，还可以做成豆豉（chǐ）；黄色的大豆可以用来做豆腐，还可以用来榨油，以及做酱油；其余的可以做豆腐和炒着吃。

药用部位 黑大豆。

气味 甘，平，无毒。

主治 去瘀血，去心胸烦热。

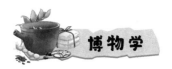

毛豆是小时候的黄豆吗？

是的，毛豆就是"小时候"的黄豆。毛豆是大豆未成熟时候的豆荚，通常在豆荚内种子尚未完全成熟时采摘，毛豆的豆荚是绿色的，里面的豆子比较嫩，适合煮着吃或做汤，口感鲜美。当毛豆继续成熟，豆荚会变干变黄，豆子变硬，这时候就成了我们通常所说的黄豆。

毛豆和黄豆是同一种植物不同成熟阶段的产物，它们在营养成分上存在一些区别。首先，黄豆的蛋白质和碳水化合物含量较高，每100克黄豆中大约含有35克蛋白质和大约34.2克碳水化合物。相比之下，毛豆的蛋白质和碳水化合物含量较低，每100克毛豆中大约含有13.1克蛋白质和大约10.5克碳水化合物。同时，黄豆中的脂肪含量也较高，每100克黄豆中大约含有16克脂肪，而毛豆的脂肪含量相对较低，每100克毛豆中大约含有5克脂肪。然而，毛豆中含有丰富的维生素C和膳（shàn）食纤维，是黄豆所没有的，每100克毛豆中大约含有27毫克维生素C，大约4克膳食纤维，比许多其他蔬菜的含量还要高。

二月二吃黄豆

相传在古代龙王是专门管降雨的，所以老百姓对龙王非常尊敬。如果百姓想要有个好收成就祈求龙王下雨，否则，人间就会出现严重的干旱现象。有一次，玉皇大帝对人间的百姓有些不满，就命令龙王在三年之内不许给人间下雨，以惩罚人们的不敬。但是不下雨的话，会导致大地干旱，庄稼颗粒无收。没多久，人们就纷纷下跪，祈求龙王降雨，龙王实在看不下去，就偷偷地下了天庭，去给百姓施雨。龙王偷偷降雨这件事情触犯了天条，玉皇大帝大怒，就把龙王贬下凡间。玉帝告诉龙王，除非金豆能开花，龙王才能重回天庭。百姓知道之后，都非常难过。同时，大家又都开动脑筋思考：如何能让金豆开花呢？这时刚好有人在炒黄豆，黄豆炒熟炸开后，就像一朵花。于是大家就一起把炒熟的黄豆供奉给龙王。龙王看过之后，心想，这不就是金豆开花吗？他告诉玉帝金豆开花了，玉帝便不再惩罚他。从此之后，人们就保留了二月二吃炒黄豆的习俗。

古诗词里的大豆

qī bù shī
七步诗

sān guó wèi　　cáo zhí
〔三国魏〕曹植

zhǔ dòu chí zuò gēng　　　lù shū yǐ wéi zhī
煮豆持作羹，漉菽以为汁。

qí zài fǔ xià rán　　　dòu zài fǔ zhōng qì
萁在釜下燃，豆在釜中泣。

běn zì tóng gēn shēng　　xiāng jiān hé tài jí
本自同根生，相煎何太急？

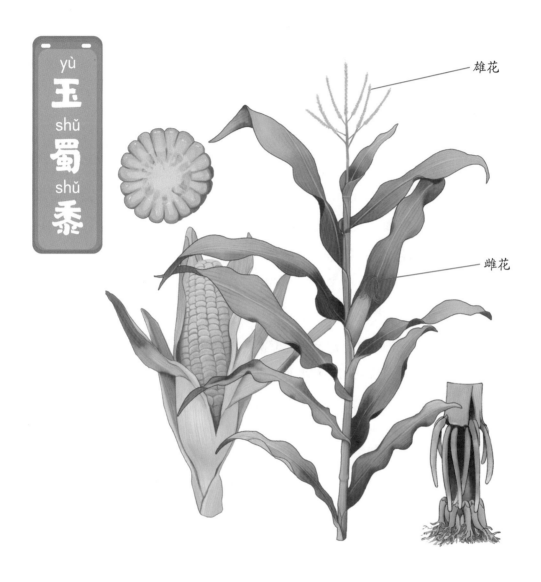

玉蜀黍
yù shǔ shǔ

雄花

雌花

释名 也称玉高粱。

集解 玉米苗有三四尺高，六七月份开花成穗。苗心长出一个小苞，形状如同棕鱼，苞上有白须，经过一段时间，苞上会长出米粒，一颗颗聚集在一块，颜色呈黄白色。

药用部位 米、根、叶。

气味 米：甘，平，无毒。

主治 米：调中开胃。根、叶：可治排尿不畅。

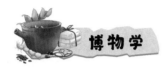

为什么玉米横截面的颗粒数基本是偶数？

假如你横着切开一根玉米，数一下两边横截面的颗粒数目，会惊奇地发现无论怎么切，截面上的颗粒数基本上是偶数，大多时候是12、14、16、18粒。那么为什么会出现这个情况呢？

玉米的这种生物学特性和它的发育过程有关。在玉米的雌穗发育过程中，首先，玉米通过玉米芯（xīn）的伸长而生长，玉米芯上长着许多小穗原基，这些小穗原基沿着玉米芯方向成行排列。接着，每个小穗原基迅速分裂为两个小穗突起，形成两个并列的小穗。在这个过程中，不论小穗原基的行数是奇数行还是偶数行，在分化成小穗后都会变成偶数行。每个小穗进一步分化为大小不等的两个小花突起，在小花突起的上面最终会形成一朵雌花单性花。一般来说，一朵雌花授粉后能生成一粒玉米，因此雌花的行数与小穗是一致的，而小穗一定是偶数的。然而，假如某些环境因素或生理因素导致某些雌花没有接受到花粉，或者在生长过程中受到挤压，导致不能正常生长发育，也会出现奇数的情况。但即使在这种情况下，如果仔细观察，通常也能找到没发育的小穗突起。总的来说，玉米粒的列数基本上是偶数。

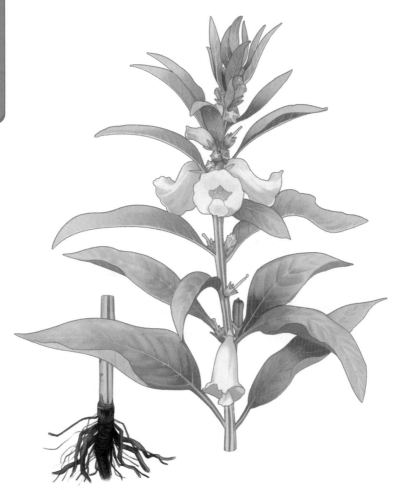

胡
hú

麻
má

释名　也称巨胜、方茎、狗虱（shī）、油麻、脂麻、芝麻。

集解　胡麻分迟、早两种，有黑、白、红三种颜色，茎秆都呈方形，秋季开白花，也有紫色艳丽的花。每节都长角，长一寸多。

药用部位　果实。

气味　甘，平，无毒。

主治　补肺益气，健脾和胃。

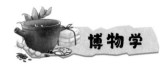

为什么说芝麻开花节节高？

　　"芝麻开花节节高"这句话的本意是指芝麻这种植物在生长过程中，它的花是一节接一节地从下往上开，每长一节就开一层花，给人一种逐渐向上发展的感觉。从植物生长的角度来看，芝麻在开花期间，其茎秆会不断拔高，每一节都依次开花，因此形成了"节节高"的现象。这种生长特性使得芝麻的花朵从下往上依次开放，下面的花朵已经结实，而上面的花朵还在开放或含苞待放。芝麻的茎秆中间有粗大的输送管道，养分会先被下面的叶子和果实吸收，从而促进植株不断向上生长。这种生长方式不仅有助于芝麻的产量增加，也使得芝麻在生长过程中显得更加健壮和高大。

　　"芝麻开花节节高"既是对芝麻生长特性的科学描述，也是对美好生活的象征性表达，用来形容事物的逐步发展和壮大，也可以用来形容人的成长和进步，例如，用在学业、职位提升或生意发展等方面。在一些地区的风俗中，人们会在正月初一将芝麻梗插在屋檐（yán）头，取"芝麻开花节节高"的寓意，以求日日进步，这种做法被称为"节节高"。因此，"芝麻开花节节高"不仅描绘了芝麻生长的特性，也成了一个寓意吉祥、积极向上的俗语，广泛应用于日常生活和各种场合中，用以表达对未来发展的美好祝愿和期盼。

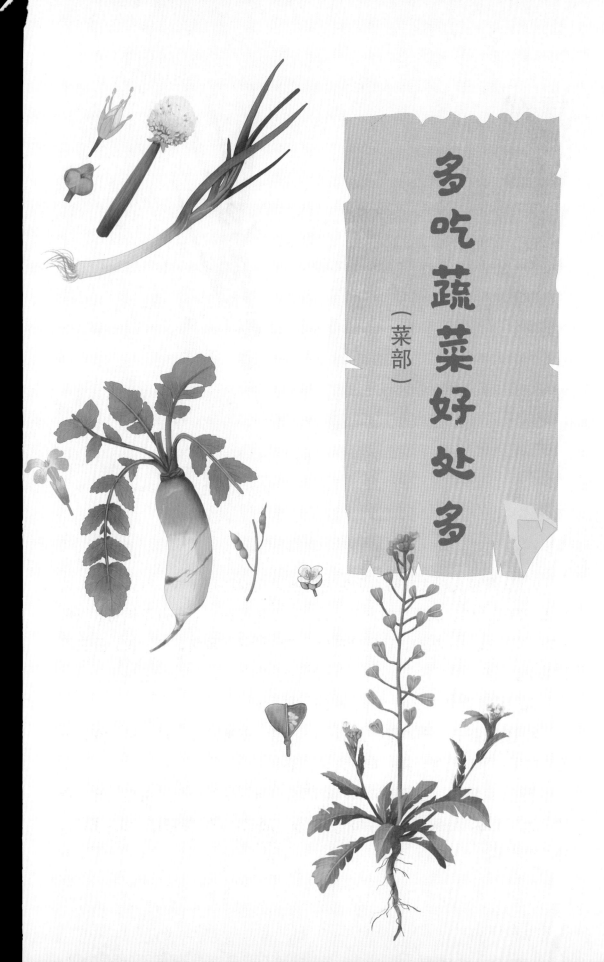

多吃蔬菜好处多

（菜部）

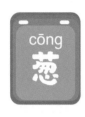

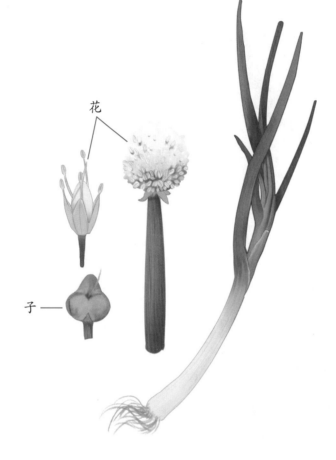

花

子——

释名 又称菜伯、和事草。

集解 冬葱又叫太官葱，因为它的茎柔软细弱有香味，可以过冬，适宜太官拿去上供。汉葱又叫木葱，因其茎粗硬而得名。冬葱不结子。汉葱春末开花，成一丛丛的，花呈青白色。它结的子呈黑色，有皱纹，呈三瓣的形状。

药用部位 葱茎白、叶、汁、根须、花、实。

气味 葱茎白：辛，平，无毒。叶：温，无毒。汁：辛、温、滑、无毒。根须：平，无毒。实：辛，大温，无毒。

主治 葱茎白：治感冒风寒，可清睛明目。根：治伤寒头痛。叶：止血。汁：止血，治头痛耳聋（lóng）。须：通气。花：治腹胀。实：明目，补中气不足。

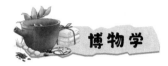

为什么大葱地下部分是白色，地上部分是绿色？

大葱地下部分呈白色而地上部分呈绿色，这主要是由大葱的生长习性和光合作用造成的。大葱的地上部分暴露在阳光之下，能够接收到充足的阳光照射。大葱的地上部分被阳光照射后，叶绿体中的叶绿素会吸收阳光，进行光合作用，所以，地上部分含有较多的叶绿素，以利于光合作用，而叶绿素使大葱的地上部分呈现出绿色。大葱的地下部分接收不到阳光照射。由于没有光线，地下部分无法进行光合作用，因此不会产生叶绿素。因为叶绿素的合成需要光作为触发因素，大葱的地下部分缺乏光照，叶绿素合成的相关基因表达受到抑制，所以不含叶绿素的地下部分通常呈现白色或淡黄色。大葱的地上部分负责光合作用和繁殖，地上部分的绿色也有助于吸引传粉昆虫，而地下部分主要负责吸收水分和养分，白色也比较隐蔽，可以减少被食草动物发现的机会。总之，这种颜色分布是植物适应环境的自然选择，大葱能够更有效地利用光能，也更适应土壤的环境。

小小葱能量大

传说葱原本是王母娘娘后花园药圃（pǔ）中的一种"药花"，和牡丹、芍药、菊花、玫瑰等是好姐妹。有一天，王母娘娘忙着筹办蟠（pán）桃会，药圃中的仙女们便拨开云雾，偷看人间。只见瘟疫婆正疯狂地跳着，向四周传播瘟疫。姐妹们看了不寒而栗，流出了同情的泪水。葱仙女说："我们为什么不能用自己的灵力，去拯救受苦受难的百姓呢？"

姐妹们一个个使出了仙法，可都失败了。最后，大家的目光一起投向了葱妹妹。

葱妹妹望望大家，又望望人间，紧紧咬了几下牙，伸开双臂，绿色的羽衣便在白色云端飞舞起来。顿时，天地朦胧（méng lóng），风急雨狂，一股强烈的辛辣味呛（qiàng）得瘟疫婆喘不过气，睁不开眼。葱仙女舞呀舞，风刮呀刮，雨下呀下，半天的工夫，天空中的浊气被消除得干干净净，大地被洗刷得焕（huàn）然一新。葱仙女耗尽了全身的力量，晕倒在云端里。姐妹们望着她憔悴（qiáo cuì）的面容，哽咽（yè）着把她扶回天宫。

王母娘娘开完蟠桃盛会回来，姐妹们前去请安。王母娘娘问道："葱仙女为何不来？"牡丹姐姐急忙说："启禀娘娘，葱妹妹为人间做了一件大好事。现在正卧床休息，无法前来请安。"牡丹仙女把葱仙女战胜瘟疫婆的事情说了一遍。谁知，王母娘娘把脸一沉，训斥道："大胆，这瘟疫是人间怠（dài）慢天庭，玉帝对他们的惩罚。小小葱女，竟敢私自违抗圣命。给我打入下界！"

于是，在章丘的女郎山上，出现了一尊绿色的仙女石像。这就是被罚下天庭的葱仙女。她立在山顶，凝望着人间。瘟疫婆又在逞（chěng）凶发狂。葱仙女望着人间的苦难，吞咽（yàn）着伤心的泪水。一天，山顶上的石像突然变成一株大葱，深翠的叶，雪白的茎，叶顶上长着一团淡绿色的绒球花。染上瘟疫的人只要用鼻子闻一下大葱散发出的气味，身体马上就会恢复健康。人们从四面八方赶来治病。玉帝得知后大怒，命雷公来到人间炸碎了这棵大葱。粉身碎骨的葱仙女把那黑色的种子撒满山下。不久，地上长出一片片葱苗。人们把葱苗带到各地种植起来，再也不怕瘟疫婆逞凶了。

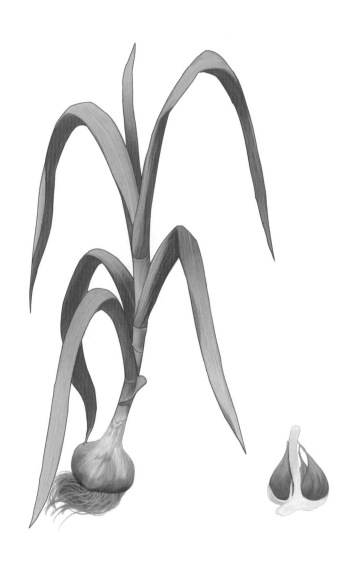

suàn
蒜

释名 也称小蒜、荤菜。

集解 家蒜有小蒜和大蒜两种。根茎小且瓣少，味道辣的是小蒜；根茎大而瓣多，味道辛辣带甜的是大蒜。

药用部位 蒜（小蒜根）、叶。

气味 蒜：辛，温，有小毒。

主治 蒜：强健脾胃，治积食。叶：解诸毒。

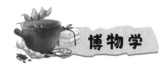

腊八蒜为什么是翠绿色的？

腊八蒜为什么叫"腊八蒜"呢？这是因为我们腌制腊八蒜虽然不一定选择腊八这一天，但一般选择在冬天，最好是腊月里最寒冷的时候，也就是腊八前后。所以，腊八蒜变成翠绿色的秘密武器就是寒冷。

在腊八蒜的腌制过程中，低温是打破大蒜休眠、激活蒜酶、发生绿变的前提条件。在色素形成过程中，有一种酶催生了一系列生化反应，我们可以称它为蒜酶。这种酶在低温下活性增强。同时，腌制腊八蒜时，醋里面的醋酸增加了细胞膜的通透性，使大蒜在不破坏细胞壁的情况下很快变绿。大蒜中还含有一些含硫化合物，在低温和酸性条件下，这些含硫物质在蒜酶的作用下会发生一系列的反应，最终生成了大蒜色素。最初形成的色素是蓝色素（蒜兰素），这种蓝色素不稳定，会逐渐转化为黄色素（蒜黄素）。前期，蓝色素较多，随着化学反应的进行，蓝色素和黄色素共存，两种色素叠加在一起，使得大蒜呈现出翠绿色。它们比普通大蒜的抗氧化活性更强。

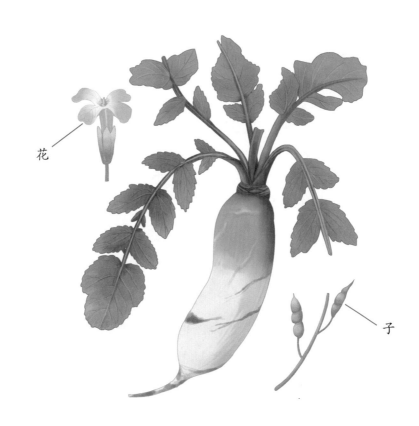

lái
莱
fú
菔

花

子

释名 也称芦萉（lú fèi）、雹（báo）突、紫花菘（sōng）、温菘、土酥（sū）、萝卜。

集解 萝卜到处都有。六月播种，秋季采苗，冬季挖根。次年春末抽薹（tái），开紫绿色的小花。夏初结角，角中的子长圆不等，呈赤黄色。五月也可再种。一般来说，长在沙性土壤中的萝卜脆甜，长在贫瘠土壤中的则硬而且辣。萝卜的根、叶都可生吃或熟吃，是蔬菜当中对人很有益的一种。

药用部位 根、叶、子。

气味 根：辛，甘，温，无毒。叶：辛，苦，温，无毒。子：辛，甘，平，无毒。

主治 根、叶：调理脾胃，清凉解渴，养容颜。子：消食除胀，利大小便，止气痛。

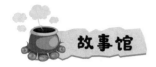

人间土酥胜仙果

传说八仙之一的张果老小时候家里很穷。有一次张果老的母亲得了重病，发高烧，张果老急得没有办法，就去找财主借钱却一分钱也没借到。张果老一气之下，就从财主的地里偷了两个萝卜，不料财主发现地里的萝卜少了两个，就把张果老抓来打了一顿。

张果老被打时，他的邻居正好路过，见张果老被打得可怜，便对财主说："小孩子吃了你的萝卜，我替他赔你就好了，何必打人！"财主眼一瞪，说："你赔得起吗？我这地里种的可是仙萝卜，一个得赔十个。"邻居说："行！就赔你二十个。"邻居从自己的地里挖了二十个萝卜赔给财主，又挖了几个给张果老，说："以后你要吃，就到我地里来挖，财主的心坏得很，千万别惹他。"张果老十分感动。

后来，张果老成了仙，不忘邻居的恩情，常常撒一些仙鹤粪到邻居的地里，邻居地里的萝卜长得独一无二，鲜美无比。这天，张果老正在人间看萝卜，王母娘娘举行蟠桃盛会的请帖到了，张果老就骑上小毛驴带着刚拔出来的萝卜上了路。这次蟠桃会十分丰盛，仙桃、仙梨等仙果摆得满满的，号称八仙的吕洞宾、铁拐李、汉钟离、何仙姑、蓝采和、韩湘子、曹国舅和张果老共坐一席，大家都赞美仙界的东西好吃。张果老听着，有点不服气地说："依我看，这仙桃、仙梨还不及人间的'土酥'哩！"说着，就从袖子里拿出随身带的萝卜吃了起来。众仙没见过这么水灵的果子，就哄抢起来，纷纷讨要"土酥"吃。正热闹时，王母娘娘走过来，问："你们在争什么？"张果老笑着说："抢'土酥'！"

不久，王母娘娘身体不适，想起蟠桃会上众仙抢破头的"土酥"，就让张果老送点来。张果老不敢怠慢，从地里拔了两个大萝卜送来。王母娘娘吃了以后，爽心清目，非常喜爱这"土酥"，便要张果老种到天宫来。

张果老把萝卜种子撒到天宫后，那萝卜叶子长得非常茂盛，郁郁葱葱，然而拔出来一棵瞧瞧，却一点都不见萝卜的影子。王母娘娘就要张果老把人间长"土酥"的那块土也一块儿搬到天宫来。张果老这下可苦恼了，若是把邻居家的地搬上天宫，邻居家以后就没法种萝卜了。正为难时，天上忽然电闪雷鸣，惊得神驴"嗷嗷"大叫。张果老顾不了那么多，就随手把财主家的土收了起来，往天宫赶去。张果老骑着神驴来到半空，突然一道雷电闪过，闪坏了神驴的眼睛，神驴一个趔趄（liè qie），把挂在身上的神筐摔丢了，里面的土纷纷扬扬洒了下去。张果老没办法，只好向王母娘娘说明了情形。王母娘娘说："这也是天意，看来这'土酥'只能长在人间的地里。"于是，她让张果老把天上的萝卜也种回人间去。张果老把得了天宫灵气的萝卜仍种在邻居地里，那块地得了神筐洒下的土后，更加松软肥沃，天宫的萝卜种上后，就在地下疯一样地长起了根茎，结出的萝卜竟然有二三十斤重。张果老把最大的萝卜献给天上的众仙分享，但更多的神奇萝卜仍留在人间。

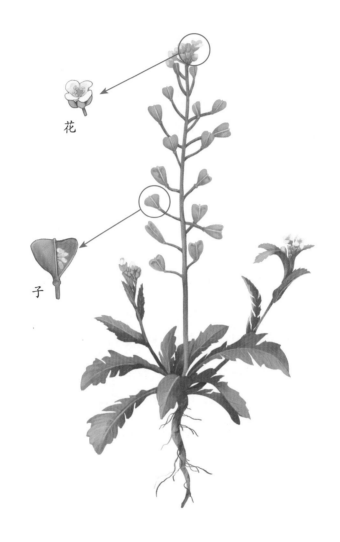

jì
荠
cài
菜

花

子

释名 又称护生草。

集解 荠菜长在野地里。小荠叶扁，味道鲜美；荠茎坚硬而且有毛的，味道不好。这种菜在冬至后才长出幼苗，来年二三月长出茎，约五六寸长，开白色小花，许多小花簇拥成一朵大花的样子。结出的荚有三只角，荚里面有小荠菜子。

药用部位 根、叶、花。

气味 甘，温，无毒。

主治 利肝和中，有明目益胃的功效。

三月三为什么吃荠菜煮鸡蛋

农历三月初三，民间有"三月三，荠菜做灵丹"的习俗。据说这一习俗来源于2000多年前的古老节日——上巳（sì）节。古时这一天要举行重要仪式以消灾辟邪，祈求吉祥平安。关于三月三荠菜煮鸡蛋的来历，有一个广为传播的故事。

三国时期，名医华佗（tuó）到湖北采药。一天，偶遇大雨，便只好先到一户人家避雨。哪知他一进门，便看到一位老人踉跄（liàng qiàng，形容走路不稳）倒地不起。他赶忙扶起老人并询问病情，老人说，自己从小就有头晕目眩的毛病，虽然看过很多名医，但也没有治好。华佗舒了一口气，笑着说，我告诉你一个非常简便而且有效的方法，肯定能治好你的病。老人不以为然，全然不信眼前的人能治好他的病，华佗见状便转身出门揪（jiū）了一把荠菜，重新回到老人家里说明了自己的身份。老人一听站在自己面前的是大名鼎鼎（dǐng）的名医华佗，赶忙跪拜。华佗扶起老人，说他之前和老人有一样的毛病，也是用荠菜煮鸡蛋治好的，让老人试一试。老人赶紧取出砂锅，按照华佗的吩咐，用荠菜煮鸡蛋，食用后没多久，老人就觉得自己的头没有那么晕了。华佗走后的第二天和第三天，老人都食用了荠菜煮鸡蛋，感觉自己不仅头晕的症状彻底消失了，而且浑身都充满力气。从此，老人逢人就说荠菜煮鸡蛋的好处。人们便将华佗给老人治病的三月初三日定为荠菜煮鸡蛋日，久而久之便有了三月三吃荠菜煮鸡蛋的习俗。

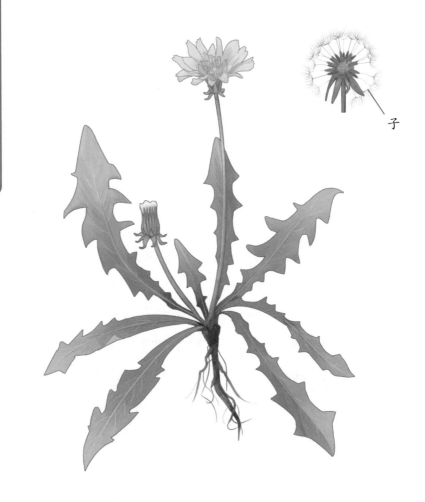

蒲 pú
公 gōng
英 yīng

子

释名 又名叫耩耨（jiǎng nòu）草、金簪（zān）草、黄花地丁。

集解 蒲公英的茎、叶都像苦苣（jù）菜，折断后有白汁流出，可以生吃，花像单独的菊花但比其大，四五月份采摘。小根铺在地上，花絮到处飞散，蒲公英的嫩苗亦可食用。

药用部位 苗。

气味 甘，平，无毒。

主治 解食物中毒，驱散滞气，化解热毒，消除恶肿。

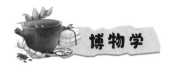

奇特的种子传播方式

植物种子的传播方式多种多样，它们往往在适应自然环境时创造性地变化出不同的机制来扩散种子，促进种群的延续和繁衍。常见的种子传播方式有以下几种。

1. 重力传播：很多植物的种子从母株上落下，依靠重力，直接落在附近的土壤中发芽。

2. 自力传播：一些植物的种子成熟后，会通过机械方式自行弹出。某些植物的种子会通过弹射机制传播，如凤仙花。凤仙花有个别名叫急性子，就是因为它的成熟的果实，会迫不及待地裂开来，并且将种子弹出很远。某些植物的果实成熟后会爆炸，也能将种子喷射到远处，如喷瓜。

3. 风力传播：这些植物的种子表面轻巧，往往长着绒毛或翅膀一样的结构，比如蒲公英和柳树，这些特征使得种子能够随风飘散，传播到较远的地方。

4. 水力传播：一些水生植物或沿海植物的种子含有油脂，或长有气室，能够在水中漂浮，通过水流传播，比如莲蓬和椰子。

5. 动物传播：有些种子表面长有钩刺或粘性物质，可以附着在动物的皮毛上，如苍耳和鬼针草。有些种子靠动物吃下果实后，将无法消化的种子通过动物的消化道排出，如樱桃和野莓。有些植物的种子表面有特殊的油脂或分泌物，能够吸引蚂蚁将它们搬运到蚁巢，蚂蚁吃掉种子外层后，种子在蚁巢中发芽。还有一些植物的种子或果实与动物形成共生关系，如松鼠通过搬家和储存食物帮助松树传播种子。

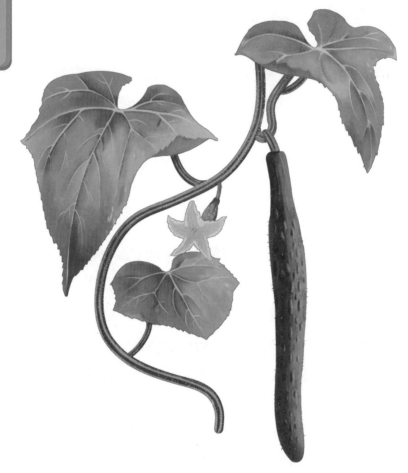

胡瓜
hú guā

释名 又叫黄瓜。

集解 黄瓜处处都可种植，正二月下种，三月生苗引蔓。叶子像冬瓜叶，有毛。四五月开黄色的花，结的瓜有二三寸长。

气味 甘，寒，有小毒。

主治 清热解渴，利水道。

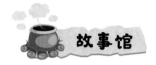

胡瓜变黄瓜

黄瓜原名是胡瓜，是汉朝时期的张骞（qiān）出使西域时带回来的植物，当时中原地区的人们将北方及西域地区的游牧民族称为"胡人"，所以这种植物被称为"胡瓜"。

后赵开国皇帝石勒（lè）是北方羯（jié）族人，他当上了皇帝后，非常讨厌有人说"胡"字，于是他制定了一条法令：无论说话还是写文章，都不能出现"胡"这个字，一旦违反了就会被砍头。

有一天，石勒召见地方官员，看到襄（xiāng）国郡守樊（fán）坦穿着打着补丁的衣服，十分恼火，便问樊坦："樊坦，你难道连一件像样的衣服都没有吗？为什么穿成这样？"樊坦突然被点名，十分惶恐，慌张之下脱口而出："都怪那帮胡贼抢了我的衣服。"说完，樊坦立刻意识到自己犯了错，赶紧下跪认罪。石勒虽然不高兴，但看樊坦不是故意的，便没有杀他。

到了吃午饭的时候，石勒指着一盘胡瓜问樊坦："这是什么？"樊坦知道这是石勒故意在考验他，他灵机一动说道："紫案佳肴，银杯绿茶，金樽（zūn）甘露，玉盘黄瓜。"石勒听完，十分满意，哈哈大笑起来。

自此以后，"黄瓜"就取代了"胡瓜"。到了唐朝，黄瓜已成为常见的蔬菜。

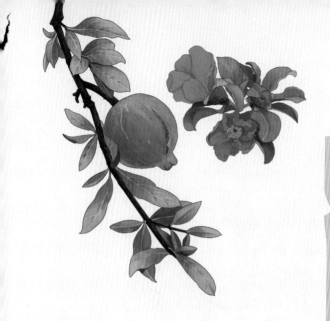

美味的果实

（果部）

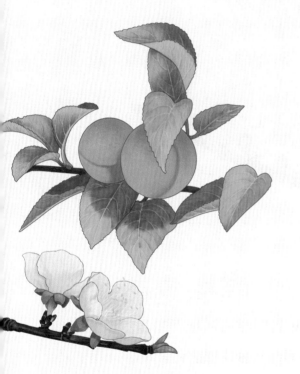

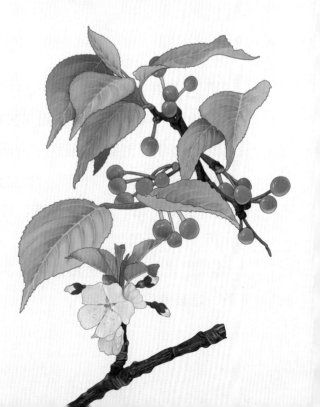

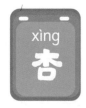

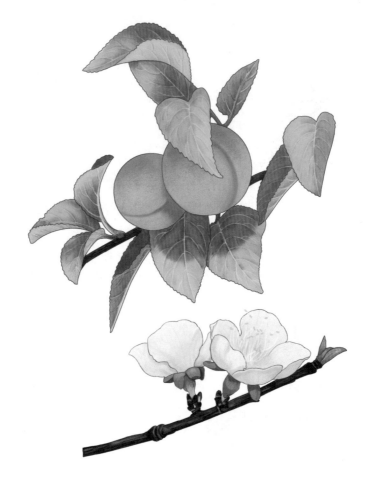

释名 也称甜梅。

集解 现在处处都有。叶子圆而尖，二月开红花，也有叶多而不结果的。甜而沙的叫沙杏，色黄而带酸味的叫梅杏，青而带黄的叫柰（nài）杏。北方的肉杏非常好，红色，大而扁，有金刚拳之称。

药用部位 实、核仁、花、叶、枝、根。

气味 实：酸，热，有小毒。核仁：甘（苦），温（冷利），有小毒。花：苦，温，无毒。

主治 实：止渴，去冷热毒，多吃生杏易伤筋骨。核仁：治咳逆上气雷鸣，咽喉肿痛，下气。

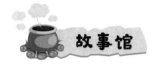

为什么称中医界为杏林？

据《神仙传》记载三国时期有个道医叫董奉，董奉医道高明，技术精湛（zhàn），有起死回生之术。他看病有一个特点，就是从不收取病人的报酬（chóu）。但是，他对找他看病的人有个要求：凡是重病被治好了，要在他的园子里栽5棵杏树；轻病被治好的栽种1棵杏树。

光阴似箭，日月如梭。经他治愈的病人不计其数，他园子里的杏树也越来越多，人称"董林杏仙"。每到杏子成熟的季节，远远望去，一片繁枝绿叶中，累累红杏挂满枝头，十分好看。后来，董奉又告诉人们，凡是到他的杏林来买杏的人，不用付钱，只要拿一些粮谷放在仓中，就可以去林中取杏子。于是，每年董奉用杏子换来的粮食堆满了仓库，他又拿这些粮食救济了无数穷苦的平民百姓。

数年之后，董奉驾鹤西归了，"杏林佳话"的故事却一直流传了下来，很多名医敬佩董奉，就模仿他，种下千万余株杏树，病人送的东西，也多用来接济贫民。

古诗词里的杏

yóu yuán bù zhí
游园不值

sòng　　yè shào wēng
〔宋〕叶绍翁

yīng lián jī chǐ yìn cāng tái　　xiǎo kòu chái fēi jiǔ bù kāi
应怜屐齿印苍苔，小扣柴扉久不开。

chūn sè mǎn yuán guān bú zhù　　yì zhī hóng xìng chū qiáng lái
春色满园关不住，一枝红杏出墙来。

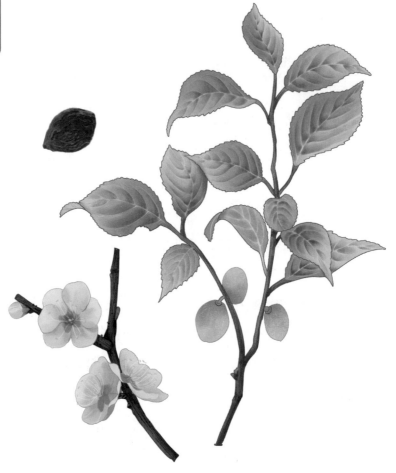

méi

梅

集解 梅属于杏类。树和叶都和杏有些相似，梅比其他很多树先开花。它的果实味酸，可晒干做成果脯（fǔ）。采半黄的梅子用烟熏制而成的是乌梅。熟了的梅榨汁可晒成梅酱。梅酱夏季调水喝，能解暑渴。

药用部位 实、核仁、花、叶、根。

气味 实：酸，平，无毒。核仁：酸，平，无毒。花：微酸，涩，无毒。叶：酸，平，无毒。

主治 实：生津止渴，多食损齿伤筋，蚀脾胃。核仁：明目，益气。

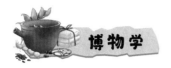

望梅为什么能止渴？

"望梅止渴"反映了心理学上一种典型的条件反射和心理暗示作用。当人们想到或说到酸涩（sè）的梅子时，口腔会自然分泌唾液，就像狗看到骨头就会流口水一样，这是一种条件反射。唾液分泌增加，能在一定程度上缓解口渴感。这种利用语言或行为影响个体心理状态和生理反应的现象在现代心理学中被称为心理暗示。通过心理暗示，比如为病人提供积极的前景，分散病人的注意力，可以帮助病人减轻痛苦感。这也说明了心理状态对人体生理反应有着重要的影响。但是，口渴是人体的一种保护机制，说明人体内水分不足，需要饮水以维持体内水分平衡。虽然心理暗示可以暂时缓解口渴感，却并不能真正补充人体内流失的水分。假如我们在生活中觉得口渴了，是需要实际补充水分的，不能"望梅止渴"哦。

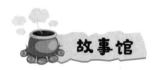

青梅煮酒论英雄

《三国演义》里有个精彩的片段叫"青梅煮酒论英雄"。这个故事发生在刘备第二次投靠曹操时，当时，吕布打败了刘备，占领了刘备的地盘，刘备只得带着关羽和张飞投靠曹操。曹操的谋士劝曹操赶快杀了刘备，以免后患无穷。刘备为了防止曹操生疑，假装天天在菜园子里浇水种菜，不问天下大事。但曹操还是决定找机会试探刘备。于是，曹操就借几颗青梅邀请刘备喝酒。

曹操说:"我近来偶然抬头看见梅树枝上头挂满了青青的梅子,就想起去年征讨张绣的时候,我带兵长途行军,一路上也找不到有水的地方,整个队伍严重缺水,将领和士兵们都很口渴,几乎走不动了。我忽然心生一计,举起我的马鞭随便指着远远的前方说:'前面就是一大片梅林,梅树上结了许多梅子,又甜又酸。我们赶过去大吃一顿,就可以解渴啦。'士兵们听了,嘴里都流口水,一时也就不渴了。现在我看见这些青梅,心里颇有感触,这青梅不能没有人欣赏啊。我刚刚煮了浊酒,这时候酒已煮熟了,正适合我们痛饮几杯,所以,我特地邀请您刘使君来小亭一会。"

刘备不知道曹操葫芦里卖的是什么药,只能镇定下心神和曹操一起来到后园小亭。亭内曹操早已经命人设好了酒案、酒杯和果盘。曹操说:"今日请您开怀畅饮,我们不醉不归啊。"两人就这样你一杯我一杯地喝着热酒,不知不觉已经喝得半醉了。

忽然乌云越来越暗,仿佛一场暴雨即将来临。仆人们惊奇地指着天边一片奇异的云,像飞龙横贯天际一般,让人称奇不已。曹操和刘备并肩倚靠着栏杆一起看着天边的云。

曹操说:"你知道龙的变化吗?"

刘备说:"没听说过。"

曹操说:"龙能大能小,能升能隐;大的龙可以鼓动天上的云雾,小的龙可以隐藏自己的形体;飞升的龙可以飞腾在宇宙间,隐藏的龙可以潜伏在波涛里。现在正是龙顺时变化的好时机,就像人得志时,可以纵横四海。"

曹操见刘备听得认真,就示意两人坐下慢慢聊。

曹操问:"龙呢,可以拿现在世上的英雄来比较。您见多识广,一定知道很多当今天下的英雄豪杰。不妨举几个例子讲来听听。"

刘备说:"我刘备肉眼凡胎,既不懂龙,更不识得英雄豪杰啊!"

曹操说："不要过于谦虚啊。"

刘备说："恕我孤陋（lòu）寡（guǎ）闻，天下英雄，我真的不认识。"

曹操说："纵然不认识，没见过面，总听说过他们的名字吧。"

刘备说："袁术军备充足，可以算英雄吗？"

曹操笑着说："我早晚一定会灭了他！"

刘备说："袁绍根基深厚，可以算英雄吗？"

曹操笑着说："袁绍胆子小，缺少决断，不是英雄。"

刘备说："刘表可算英雄吗？"

曹操说："刘表虚名无实，不是英雄。"

刘备说："孙策算英雄吗？"

曹操说："孙策靠他爸成名，不是英雄。"

玄德曰："刘璋（zhāng）算英雄吗？"

曹操说："刘璋不过仗着是皇帝本家，算什么英雄！"

刘备说："除了这些人，我真不知道哪些人可称英雄。"

曹操用手指着刘备，然后又指着自己，说："今天下英雄，只有你，和我！"

刘备一听，大吃一惊，吓得手里拿的筷子和勺子都掉到了地上。这时正好一声声惊雷在耳边响起。刘备镇静地低头拾起筷子说："一声雷震就能把人吓成这样。"

曹操笑着说："大男人也怕雷吗？"

刘备说："圣人听到刮风打雷也会变脸色，我怎能不怕？"

从此，曹操就不再提防刘备了。

三衢道中
sān qú dào zhōng

〔宋〕曾几
sòng zēng jǐ

梅子黄时日日晴，小溪泛尽却山行。

绿阴不减来时路，添得黄鹂四五声。

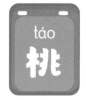

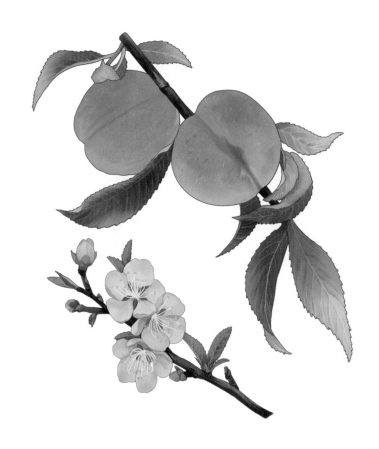

释名 桃容易种植并且果实多，故字从木、兆，"兆"的意思是多。

集解 桃的品种有很多，栽种不久即结实。果实有以颜色命名的，如红桃、碧桃等。有以形状命名的，如油桃、扁桃等。有以时令命名的，如五月早桃、十月冬桃。山中毛桃小而多毛，味道差，但它的仁饱满多脂，可入药。

药用部位 实、核仁、花、叶、茎及白皮、桃胶。

气味 实：辛、酸、甘，热，微毒。核仁：苦、甘、平，无毒。花、叶：苦，平，无毒。茎及白皮：苦，平，无毒。桃胶：苦，平，无毒。

主治 实：美容养颜。桃仁：活血祛瘀，润肠通便，治肺痨（láo）病。花：美容养颜。叶：除虫，去疮毒。茎：止痛。桃胶：美容养颜，促进消化。

为什么说桃树枝可以辟邪？

相传，玉皇大帝早年独自出游，在太行山山脚下看到佛祖、太上老君和尧在说法论道，便加入其中，一坐便是七天七夜。分别时，太上老君送给他们每人一粒灵丹。玉皇大帝离开不久，突然觉得身体不舒服，便停下休息。不料这时，有个妖魔撞见玉皇大帝身体不适，就想伸出魔爪将玉皇大帝置于死地。就在这千钧一发之际，太上老君送的那颗灵丹突然掉到地上，迅速化作一棵玉树，为玉皇大帝护驾。只见玉树伸展开满身的枝条，抽打着妖魔，妖魔不但不能靠近玉皇大帝，还遭受到多次重击。受到抽打的妖魔疼痛难忍，只好仓皇逃窜。

亲眼看到这一幕的玉皇大帝心想：太上老君的这粒灵丹真是神奇的宝贝啊，多亏它及时掉落地上化成玉树，我才化险为夷。这棵玉树保护了我，它能打退妖魔，假如让它留在人间的话，人间万民世世代代都能得到它的保护。于是，玉皇大帝在收了玉树变回的灵丹后，思索片刻，又用力向上一抛，等灵丹再次落下来时，立即化作一棵更加高大的玉树。玉皇大帝亲自封它为"桃树"，希望它能保护亿万众生。从此以后，桃树就被称为树木之神，桃树驱除魔邪的习俗也流传了下来，世世代代的人们都知道桃木枝条的神奇魔力，便向它祈求转运，请它驱魔保平安。

古诗词里的桃

huì chóng chūn jiāng wǎn jǐng
惠崇春江晚景

sòng   sū shì
〔宋〕苏轼

zhú wài táo huā sān liǎng zhī　　chūn jiāng shuǐ nuǎn yā xiān zhī
竹外桃花三两枝，春江水暖鸭先知。

lóu hāo mǎn dì lú yá duǎn　　zhèng shì hé tún yù shàng shí
蒌蒿满地芦芽短，正是河豚欲上时。

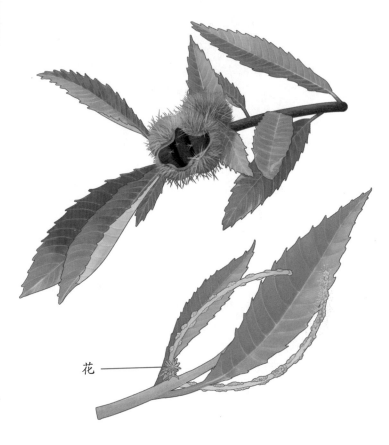

栗

花

释名 栗，像花和果实下垂的样子。

集解 栗树高二三丈，苞上多刺如刺猬，每枝至少有四五个，苞的颜色有青、黄、红三种。苞中的子或单或双、或三或四。子生时壳黄，熟时壳变紫，壳内有膜裹住，到九月降霜时成熟。只有自己掉出来的子才能久藏，否则容易腐坏。栗的花呈条状，像筷子头那么大，长四五寸，可做灯芯。

药用部位 实。

气味 咸，温，无毒。

主治 补肾健脾、强身壮骨、益胃平肝。

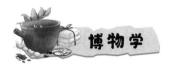

糖炒栗子为什么要加黑色小石头？

糖炒栗子中加入黑色小石头主要是为了使栗子受热更加均匀，提高炒栗子的效率和质量。这些小石头实际上是石英砂，它们在高温下不易燃烧，比热容适中，能够吸收并均匀传递热量，而且它传导热的效率较高。在炒栗子的过程中，石英砂的高温可以均匀地传递给栗子，使栗子在炒制过程中受热更加均匀，避免局部过热，导致炒焦变糊。同时，石英砂的翻滚摩擦作用能帮助栗子壳干燥裂开，使栗子内部的肉质更容易熟透。在栗子和石英砂一起翻炒的过程中，我们加入的糖和油会附着在小石头上，这样原本是白色的石英砂在高温中逐渐变成了黑色。我们可以观察到那些黑色小石头非常光滑没有棱角，而附着在小石头上的糖和油在高温作用下能让糖分焦化，形成糖炒栗子特有的香气。因此，加入这些小石头来炒栗子不仅能保持栗子的本味，锁住栗子的原有香气，还能使糖炒栗子更加香甜可口。

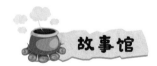

栗子为什么又叫河东饭？

栗子还有个名字叫"河东饭"。传说唐末军阀李克用任河东节度使时，在一次追击敌军到汴（biàn）梁的路上，军粮未能及时补充。此时有个当地的百姓指点他说："听说有一个人腰脚无力，就在栗树下吃栗子，吃了几天以后，竟然能走路了。那些从树上掉在地上风干了的栗子尤其好。"李克用心想：既然野生的栗子如此有营养，将士们完全可以用野栗代替粮食吃。于是他就下令让将士们放开肚子吃栗子，吃饱后继续追敌。饱餐后的军队士气大增，能量满满，精神抖擞（sǒu），最终追上了敌军，取得了胜利。后来，将士们就称帮助他们取胜的栗子为"河东饭"，而李克用凯旋后，也不忘了栗子的功劳，封栗子为"得胜果"。

古诗词里的栗

夜食炒栗有感
yè shí chǎo lì yǒu gǎn

〔宋〕陆游
sòng　lù yóu

齿根浮动叹吾衰，山栗炮燔疗夜饥。
chǐ gēn fú dòng tàn wú shuāi　shān lì páo fán liáo yè jī

唤起少年京辇梦，和宁门外早朝来。
huàn qǐ shào nián jīng niǎn mèng　hé níng mén wài zǎo cháo lái

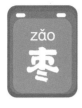

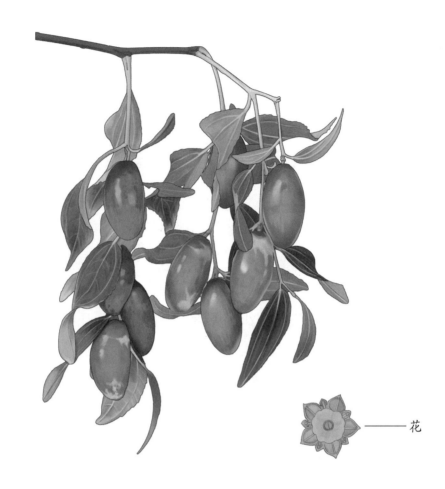

——花

释名 大为枣，小为棘（jí）。棘就是酸枣。

集解 枣木红色带刺，四月长小叶，五月开小花，白色微青。南北地区都种植，但青州出产的最好。晋州、绛（jiàng）州的枣虽大，但不及青州的肉厚。

药用部位 生枣、大枣（干枣）、叶、木心、根、皮。

气味 生枣：甘、辛，热，无毒。大枣：甘，平，无毒。叶：甘，温，微毒。木心：甘、涩，温，有小毒。

主治 生枣：补中益气，吃多了会腹胀、消化不良。干枣：补脾益气，润肺生津，补血养颜。叶：止痒。木心：治因寄生虫引起的腹痛，面目青黄。

找来的枣

话说一年初秋时节，晴空万里，黄帝带领文武大臣等一行众人去野外狩（shòu）猎。为了一只麋（mí）鹿，大家一口气追出几十里地，追着追着，麋鹿失去了踪迹，他们也迷路了。他们找了好几个小时，也没有找到回去的道路，人困马乏，身上既没有水也没有食物，黄帝和大臣们看着漫天黄沙一筹莫展，一时间陷入了困境。眼看太阳就要落山，众人万分焦急。这时，突然有一只小鸟朝着黄帝的马叫了几声，然后向前飞去，马儿竖起耳朵，跟随小鸟飞也似的狂奔起来，众人也随着跑起来，越过几座黄土沙丘之后，众人眼前出现了一片果林，黄帝急忙催马上前，只见树上结着青青红红的小果子，甚是惹人喜爱，就要上前摘食。一名士兵看在眼里，上前说："主上，小人愿意先尝此物，若没有问题的话，再请您享用。"黄帝听了甚是感动。士兵就摘下一颗放在嘴里，嚼了嚼后，惊呼："好吃好吃，又脆又甜真好吃！"此时黄帝也摘下果子往嘴里放，大臣和士兵也跟着吃了起来。

黄帝吃饱之后，缓过神来，对身边的大臣说："甘甜爽口，这真是仙果呀，你们可知道这仙果的名字吗？"大臣们都摇头，不知道是何仙果，就提议让黄帝为仙果起名。黄帝提着佩剑在地上边敲边说："此果解了我们饥劳之困，我们迷途一路找来实在不易，我看就起名'找'吧。"大家吃饱之后，经过仔细辨认，最终找到了路。自此之后，地方官吏年年用此果进贡黄帝，"找"字慢慢地在民间叫开了。后来，仓颉（jié）造字时，根据枣树有刺的特点，创造出了"枣"这个字。"枣"发音和"找"很像，"枣"字的形状也更像树上挂着刺和果子的枣树样子。

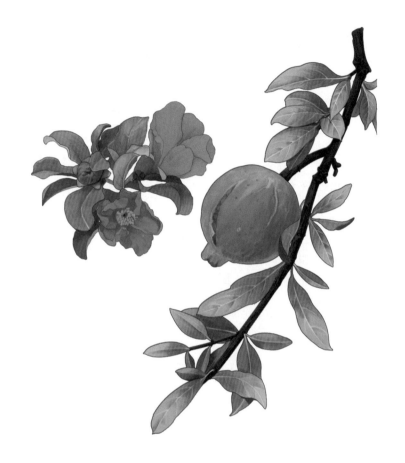

ān
shí
liu
安石榴

释名 又叫若榴、丹若、金罂（yīng）。《博物志》记载，汉朝张骞出使西域，得到安石国石榴种子带回来，故叫安石榴。

集解 安石榴本来生于西域，如今处处都有种植。树不太高，出地后便成丛生长。它很容易繁殖成活，折一根树条埋在土中也会生长。石榴五月开花，有红、黄、白三色。单叶的结果，千叶的不结果，结果也没有子。果实有甜、酸、苦三种。

药用部位 甘石榴、酸石榴。

气味 甘石榴：甘、酸，温，涩，无毒。酸石榴：酸，温，涩，无毒。

主治 甘石榴：治咽喉燥渴，吃多了会损伤牙齿。酸石榴：治赤白痢腹痛。

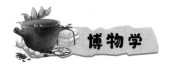

为什么没有无籽石榴？

没有无籽石榴，主要原因在于我们吃石榴籽时食用的部分实际是石榴的外种皮。石榴的种子由内种皮和外种皮组成，其中外种皮就是我们通常所说的"果肉"。如果培育出无籽石榴，意味着去掉了内种皮，那么可食用的外种皮也会随之消失，这就像我们不能有大厦而没有地基一样。但是，通过长期的选择性育种，科学家也培育出籽非常小或者非常软的石榴品种，有些品种的石榴籽小到几乎可以忽略，或者软到可以直接食用，提高了我们吃石榴的口感和体验。所以，虽然目前没有真正的无籽石榴，但通过不断的技术改进，我们有望享受到越来越接近无籽体验的石榴品种。

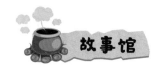

使女变石榴

相传张骞被派遣出使西域，住在安石国馆驿中。馆驿门口有一棵树，开出来的花火红火红的，非常好看。张骞非常喜爱这棵树，就向当地人打听，才知道它叫安石榴。于是，他有空就站在石榴树旁欣赏一会儿，遇到天旱少雨，他就担水浇灌。后来，张骞要回国了，一天夜里，他正在屋内看地图，忽然一个红衣绿裙的当地女子推门进来，向张骞施礼，说："听说你就要回国了，我愿跟你一起走。"张骞心中一惊，猜想这准是安石国贵族家的某个使女，要跟汉朝使者逃走。他可不想惹这个麻烦，就正颜厉色地说："夜半私入驿馆，满口妄言，赶快离开！"那姑娘只好红着脸，含羞带怨地低头出去了。

第二天，安石国国王给张骞送行，问他还需要什么。张骞说："承您的美意，我们中原什么都有，只是没有安石榴。我想把馆驿门口那棵安石榴带回中原，也好做个纪念。"国王欣然答应，派人把树挖出，送给了张骞。张骞由西域归汉的一路，受到匈奴人的拦截骚扰，不幸将那棵安石榴遗失了，让张骞好不懊（ào）悔。张骞回到长安，汉武帝率领满朝文武出城迎接。正在这时，忽然听到后面一阵喧哗（xuān huá），一个安石国女子跑到张骞跟前。她气喘吁吁地说："天朝使臣，叫我追得好苦啊！"张骞仔细一看，竟是临行前在馆驿遇到的那位姑娘。张骞不解地问："你为何非要跟着我呢？"那女子跪在张骞面前，哭着说："为了报答您怜惜看顾，浇灌活命之恩。"说着她给张骞磕了个头，立刻不见踪影，而在她跪过的那个地方，忽然出现一棵安石榴树，正是安石国馆驿门口那棵。汉武帝和大臣们惊奇万分。这时张骞才把在安石国遇到的奇事告诉了汉武帝。汉武帝也非常感慨，马上命人将这棵来自西域的安石榴移植到御花园。后来，安石榴慢慢地从宫廷走向了大众。

古诗词里的石榴

榴花（liú huā）

〔唐〕韩愈

五月榴花照眼明，枝间时见子初成。

可怜此地无车马，颠倒青苔落绛英。

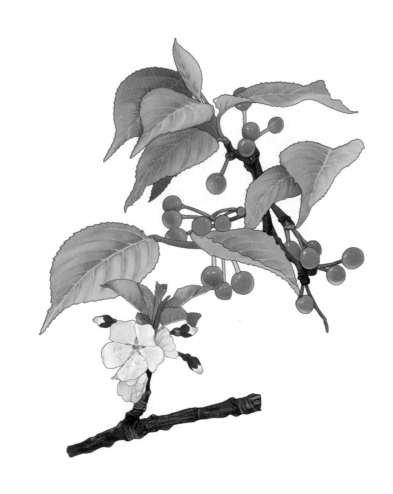

樱桃 yīng tao

释名 也称莺桃、含桃、荆（jīng）桃。

集解 樱桃处处都有，而以洛中出产的为最好。樱桃比其他的果实都熟得早，所以古人都很珍爱它。樱桃树不太高，初春开白花，繁英如雪，叶圆，有尖和细齿。一根枝上结樱桃数十颗，三月熟时须守护，否则就会被鸟吃光。

药用部位 实、叶、花、枝。

气味 实：甘，热，涩，无毒。叶：甘，平，无毒。

主治 实：补中益气，美容养颜。叶：捣成汁喝并敷伤处，治蛇咬伤。花：治面黑粉刺。枝：治雀斑。

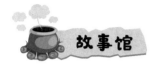

樱桃姑娘舍命救全村

据说很久以前，有个姑娘叫樱桃，长得美丽非凡，聪明善良，深受村里人喜欢。有一年，来了一个妖怪，要娶村里最漂亮的姑娘，如果不将漂亮姑娘送去，他就会吐火烧掉全村人。他张开血盆大口说："我数五个数，否则……"当他数到四时，樱桃勇敢地站出来说："我去！"妖怪狂笑一番，卷起一阵狂风，把樱桃姑娘卷走了。

樱桃来到妖怪洞里，每天以泪洗面。她天天想着杀死妖怪，逃出去。可妖怪看得很紧。这一天，樱桃穿上最漂亮的衣服，她强作笑脸为妖怪准备酒菜，并在酒里下了毒。妖怪看见樱桃如此殷（yīn）勤，以为她回心转意，跟定自己了，忙高兴地拉着樱桃一起吃饭，叫樱桃陪他喝酒。樱桃知道，只要喝了酒，人就会死亡。但是为了乡亲们，她举起妖怪倒的酒，一饮而尽。妖怪大喜，拿起酒壶把剩下的酒全都喝了。不一会儿妖怪便倒地打滚，七窍流血死了。樱桃喝得少，药效没有妖怪发作得快。她忍着肚子剧痛，跑回村里告诉乡亲们，妖怪已经死了……话还没有说完，樱桃便倒在了地上。人们含泪将樱桃埋在村头。

第二年春天，樱桃的坟上长出一棵小树，开满粉粉嫩嫩的小花，刚到夏天就结出红宝石般晶莹剔透的果子。为了纪念樱桃姑娘，村里人就把樱桃坟上的树叫作樱桃树。

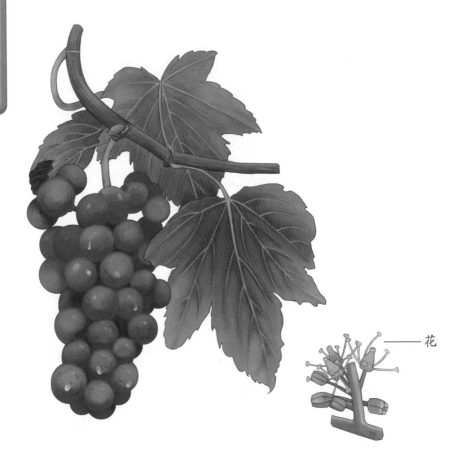

pú
葡
tao
萄

花

释名 亦称蒲桃、草龙珠。

集解 葡萄折藤栽种，最易生长。春季萌苞生叶，颇似栝（guā）楼叶而有五尖。生须延藤，长数十丈。三月开成穗小花，黄白色，仍连着果实，七八月成熟，果实有紫色和白色的。

药用部位 实、根、藤、叶。

气味 甘，平，涩，无毒。

主治 实：缓解疲劳，抗衰老。根、藤、叶：利小便，消肿胀。

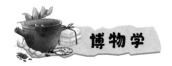

葡萄上的白霜有没有毒？

葡萄上的白霜称为果粉或果霜，是没有毒的。果霜是一层粉状蜡质物，由果实中脂类物质合成而来。这个合成过程需要多种酶的参与。这个复杂的形成还与葡萄的光合作用有关，光合作用良好的葡萄，更有利于果霜的形成。反之，则会影响果粉的形成。这层蜡质可以防止水分蒸发，帮助葡萄抵抗干旱环境，抵挡紫外线。并且，由于蜡质不溶于水，葡萄表面更容易保证足够干燥，不给病原菌生存的机会，从而抵抗病原菌的侵染。果霜中还富含天然酵（jiào）母，可以防止葡萄酒在制作过程中受到微生物污染。此外，葡萄果霜中含有齐墩（dūn）果酸等天然成分，对保护肝脏有较明显的作用，并且在癌症的预防及治疗中可能也有积极意义。因此，我们看到葡萄上的白霜时，不要误以为是农药残留或有毒物质，他们是葡萄的天然分泌物，对人体是安全的，而且还是葡萄的"天然保护神"，说明葡萄新鲜，经过了充分的光合作用。在清洗葡萄时，完全不必担心这层白霜。

古诗词里的葡萄

liáng zhōu cí èr shǒu qí yī
凉州词二首（其一）

[táng] [wáng hàn]
〔唐〕王翰

pú táo měi jiǔ yè guāng bēi　　yù yǐn pí pá mǎ shàng cuī
葡萄美酒夜光杯，　　欲饮琵琶马上催。

zuì wò shā chǎng jūn mò xiào　　gǔ lái zhēng zhàn jǐ rén huí
醉卧沙场君莫笑，　　古来征战几人回。

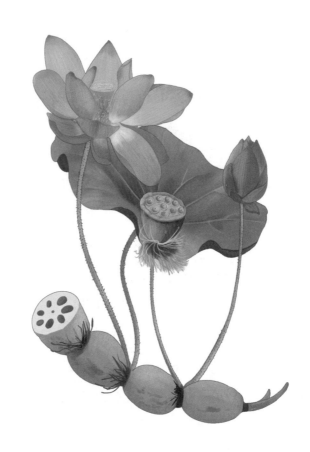

莲藕
lián
ǒu

释名 根名藕，果实名莲。茎、叶名荷。

集解 湖泊、池塘皆能生长，用莲子撒种的生长迟，以藕芽栽种的易生长。清明后抽茎生叶，六七月开花，花有红、白、粉红三种颜色。花心有黄须，蕊长一寸多。须内即为莲实。花褪后，莲房成莲子。六七月嫩时采摘，生食脆美。冬季至春挖掘藕，藕白有孔有丝，大的如上臂，长六七尺，有五六节。

药用部位 莲实（莲子）、藕。

气味 莲实：甘，平，涩，无毒。藕：甘，平，无毒。

主治 莲实：养心安神，消除疲劳。藕：健脾开胃，止血散瘀，补益养颜。

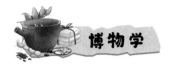

莲藕为什么有那么多洞？

　　莲藕中的孔洞是莲藕在生长过程中自然形成的，主要与莲藕的生长环境和生理结构相关。莲藕生长在水下的泥土中，需要在地下完成呼吸作用，这些孔洞就是地面上的空气进入莲藕内部的通道。通过这些孔洞，莲藕可以获取空气中的氧气，从而进行呼吸，维持生命活动。在水下，莲藕还需要通过这些孔洞来调节浮力，以便在水下保持稳定的位置。

　　莲藕的孔洞还和它的组织结构有关。莲藕是由藕节和藕鞭组成的，藕节是莲藕的地下茎，而藕鞭是藕节的延伸部分。莲藕在生长过程中，会通过分生组织不断地向四周扩展，形成新的藕节和藕鞭。在这个过程中，由于细胞的分裂和分化，形成了不同大小的孔洞。这些孔洞在藕节和藕鞭之间是相连的，形成了一个连续的通道系统。莲藕这样可以通过其地下茎在水下泥中横向生长，形成新的藕节。同时，莲藕的种子也可以通过水流传播到其他地方，发芽生长。

古诗词里的莲藕

踏藕
tà ǒu

〔宋〕苏辙
sòng sū zhé

春湖柳色黄，宿藕冻犹僵。
chūn hú liǔ sè huáng　sù ǒu dòng yóu jiāng

翻沼龙蛇动，撑船牙角长。
fān zhǎo lóng shé dòng　chēng chuán yá jiǎo cháng

清泉浴泥滓，粲齿碎冰霜。
qīng quán yù ní zǐ　càn chǐ suì bīng shuāng

莫使新梢尽，炎风翠盖凉。
mò shǐ xīn shāo jìn　yán fēng cuì gài liáng

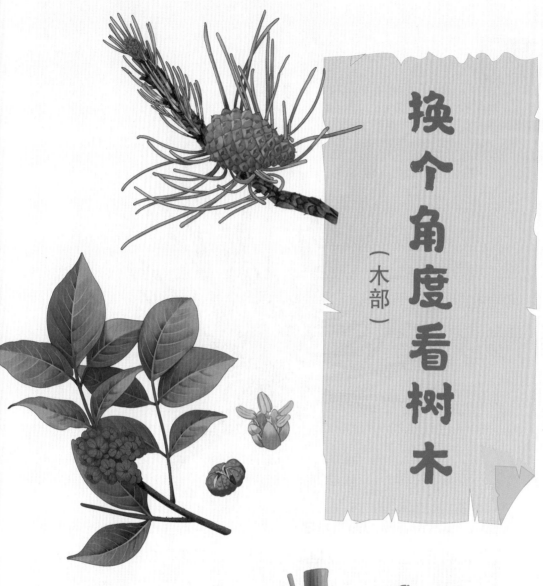

换个角度看树木

（木部）

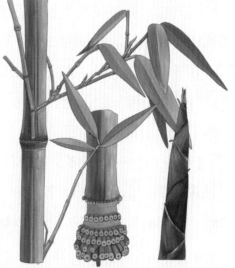

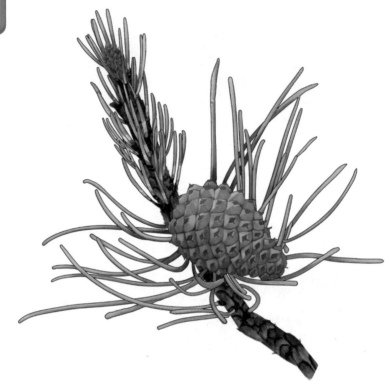

释名 王安石说，松柏为百木之长。

集解 松树挺拔多枝节，皮粗厚有鳞形，叶后凋。二三月抽蕤（ruí）开花，长四五寸，采其花蕊为松黄。结的果实形状如猪心，叠成鳞砌，秋后种子长成时鳞裂开。叶子有二针、三针、五针的区别。

药用部位 松脂、松节、松叶、松花。

气味 松脂：苦、甘，温，无毒。松节：苦，温，无毒。松叶：苦，温，无毒。松花：甘，温，无毒。

主治 松脂：治头疮溃疡，健脾和胃，润肺化痰，治耳聋，强筋健骨。松节：祛风除湿，舒筋通络。松叶：治风湿疮，生毛发，安五脏。松花：主润心肺，益气，除风止血，还可以酿酒。

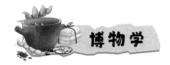

松树为什么不怕冷？

"大雪压青松，青松挺且直。"厚厚的雪压在松枝上，松树依旧挺直着身子。难道松树不怕冷吗？松树确实不怕冷，它能够在寒冷的环境中生存，主要是因为它具备一系列适应低温环境的生理和形态特征。

1. 针状叶：松树的叶子呈针状或鳞片状，这可以减少水分蒸发，同时也降低了由于水分蒸发带来的热量损失，有助于松树在寒冷环境中保持水分和热量。

2. 蜡质角质层：松树的叶子和枝干表面有一层蜡质角质层，这层角质层可以保护松树不受冻伤，减少因低温造成的水分流失。

3. 木质素：松树的木质部含有大量的木质素，木质素可以增加木材的硬度和强度，使松树能够在冬季抵御强风和冰雪的压迫。

4. 抗冻蛋白质：松树体内还含有抗冻蛋白质，这些蛋白质可以防止细胞内的水分结冰，从而保护松树的细胞结构不受冰晶的破坏。

5. 深根：松树具有发达的根系，可以深入土壤吸收养分和水分，同时在冬季可以利用土壤深层较为稳定的低温，减少温差对树木造成的伤害。

6. 冬芽：松树在冬季会形成冬芽，这些冬芽外部有鳞片保护，可以防止内部的幼嫩组织受到冻害。

总之，松树在长期的自然选择和适应性进化过程中，形成了一套完善的抗寒机制，使它们能够在寒冷的环境中适应环境的变化，甚至在极端的低温条件下也能存活，保持生机，因此松树常被视为耐寒和坚韧（rèn）的象征。

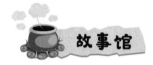
故事馆

松树救神农

传说神农为给百姓治病，经常去深山老林采集药物，并且亲自尝试百草。一天，他来到一片松树林，正弯着腰在地上挖草药，松树上的一只鸟拉了一泡屎，正好落在他背上。神农气得骂起来，说："这鸟儿怎么这么讨厌。"突然不知哪里蹿（cuān）出一只凶猛的老虎向他扑来。他灵机一动，敏捷地往松树上爬，老虎没办法，就用嘴巴啃（kěn）松树底部，想咬断松树。可是松树的油脂把老虎的牙齿粘住了，越咬越粘，老虎不得不到水边去洗口，但费尽力气也洗不掉，只能灰溜溜地走了。神农看着老虎走了，才放心地从松树上下来，他觉得松树帮了大忙，便指着松树改口说："不砍活千年，子孙满天飞。"

古诗词里的松

qiū yè jì qiū èr shí èr yuán wài
秋夜寄丘二十二员外

táng wéi yīng wù
〔唐〕韦应物

huái jūn shǔ qiū yè　　sàn bù yǒng liáng tiān
怀君属秋夜，散步咏凉天。

shān kōng sōng zǐ luò　　yōu rén yīng wèi mián
山空松子落，幽人应未眠。

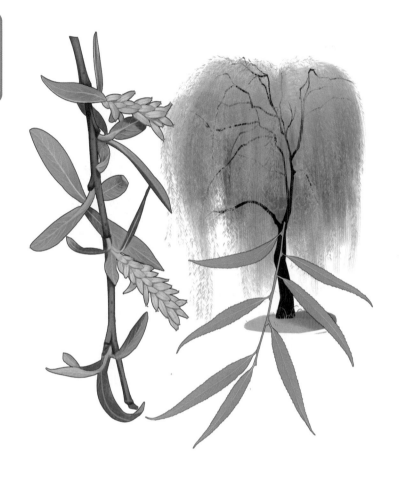

释名 也叫小杨、杨柳。

集解 现在处处都有，俗称杨柳，其种类不止一种。蒲柳就是水杨，枝条刚劲有韧性，可以做箭杆。杞（qǐ）柳则长在水边，叶粗而白，现在的人取其细小的枝条，用火烤软，弯曲制成箱子。杨柳初春长嫩芽，随后开黄蕊花，到春末叶长成后，花中便结细小的黑子。花蕊落下时产生的絮如白绒，随风而飞。

药用部位 柳华（柳絮）、叶、枝、根白皮。

气味 柳华、叶：苦，寒，无毒。

主治 柳华：止血，治风湿性关节炎。叶：解毒消肿，利尿。枝、根白皮：消肿止痛，治黄疸（dǎn）。

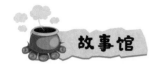

有姓氏的柳树

隋（suí）文帝死后，他的儿子杨广当了皇帝，后人称他为隋炀（yáng）帝。隋炀帝迷恋酒色，还好游山玩水。为了游玩方便，他命人开挖了一条贯通南北的大运河，制造了若干艘大龙船，带着皇后、妃子乘龙舟下江南游玩。

有一年的春末夏初，天气忽然暴热起来，好像三伏天一般。龙舟虽然宽敞，但暑热的天气依旧让人觉得闷热憋（biē）气，汗流不止。隋炀帝立刻召集大臣想办法，有大臣提议在运河两岸栽上柳树遮阴乘凉。隋炀帝觉得这个办法很好，于是就下了一道圣旨，让两岸的百姓献柳树、栽柳树。还规定谁栽上一百棵柳树，就赏绢一匹。百姓们只好车推、肩扛，把柳树运到岸边栽上，隋炀帝见这么多人栽树，也从船上下来，同大家一起栽树。人多力量大，四五天的时间，就把两岸几百里长的大堤栽满了柳树。百姓还编出顺口溜唱道："天子令，传下来，运河两岸把柳树栽；天子栽，百姓栽，好遮阴凉好当柴。"隋炀帝在栽树这件事上，算办了件好事，得到了百姓的赞许。隋炀帝听了百姓的呼声，心里很满意，于是亲笔书写了金牌，传旨挂在最高的柳树上，钦赐柳树姓杨。自此以后，人们就把柳树叫杨柳了。

其实，柳树称为"杨柳"的时间远早于隋炀帝，也与隋炀帝没有关联。"杨柳"一词，早在《诗经·小雅·采薇》中即已出现："昔我往矣，杨柳依依。"

古诗词里的杨柳

咏柳

〔唐〕贺知章

碧玉妆成一树高，万条垂下绿丝绦。

不知细叶谁裁出，二月春风似剪刀。

wú
吴
zhū
茱
yú
萸

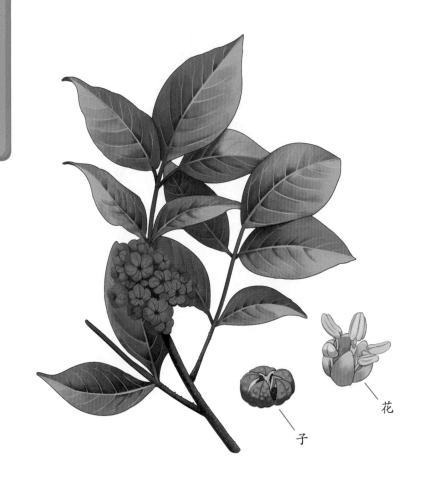

子

花

释名 茱萸南北方都有，因为吴地的茱萸入药最好，所以叫吴茱萸。

集解 吴茱萸树高三米多，树皮为青绿色，三月开花，七八月结果，果实嫩时呈浅黄色，成熟后变成深紫色。

药用部位 实。

气味 辛，温，有小毒。

主治 散寒止痛、温脾燥湿、止泻。

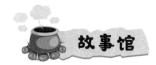

戴茱萸，除祸事

古人在重阳节有登高、佩戴茱萸等习俗。这些习俗大约起源于东汉时期，南朝梁代有一本古书《续齐谐记》记载了这样一个故事：

东汉时期有个叫费长房的人，善于占卜之术，能够替人推算祸福。汝南人桓景是费长房的徒弟之一，跟随他学习方术已经好几年了。有一天费长房突然对桓景说："今年的九月初九那一天，你家中会遭灾，你需要马上赶回家去。"桓景听了师父的话，感到很诧异。费长房接着说："如果想避免这场灾祸，就要让你的家人制作几个红色的布袋子，里头盛满茱萸，把袋子系在他们的胳膊上。然后你带着他们爬到山上去，登上山顶后喝下菊花泡的酒，这场祸事就可以免除了！"桓景对师父的话深信不疑，急忙回到老家，按照师父所说的一一去做。直到傍晚他和家人才从山上下来，一进家门就发现家里养的鸡、狗、牛、羊等牲畜都死掉了。费长房知道了桓景家的遭遇后，说："正是这些牲畜替代了你的家人原本可能遭受的灾难啊。"

古诗词里的吴茱萸

九月九日忆山东兄弟
jiǔ yuè jiǔ rì yì shān dōng xiōng dì

〔唐〕王维
táng wáng wéi

独在异乡为异客，每逢佳节倍思亲。
dú zài yì xiāng wéi yì kè   měi féng jiā jié bèi sī qīn

遥知兄弟登高处，遍插茱萸少一人。
yáo zhī xiōng dì dēng gāo chù   biàn chā zhū yú shǎo yì rén

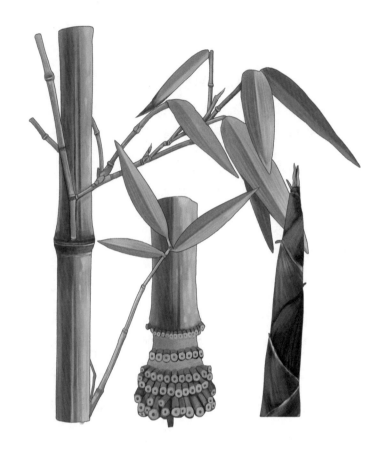

zhú

竹

释名 竹字象形。

集解 江南地区种植竹很多，茎有节，节有枝，枝有节，节有叶。一簇三叶，一节两枝。根下之枝，一为雄，二为雌，雌者可生笋。根鞭喜行东南，六十年开一次花，花结实，其竹则枯。

药用部位 淡竹叶、淡竹根、苦竹叶、苦竹根。

气味 淡竹叶：辛，平、大寒，无毒。苦竹叶：苦，冷，无毒。

主治 淡竹叶：治胸中痰热，咳逆上气，吐血。淡竹根：除烦热，去痰。苦竹叶：治口疮目痛，明目利九窍，治不眠，止消渴。苦竹根：治心肺五脏热毒气。

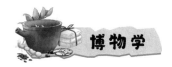

竹子为什么只长高不长粗？

　　竹子之所以只长高不长粗，主要是因为它的生物学特性。竹子属于禾本科植物，是单子叶植物，我们经常见到的树木是双子叶植物。单子叶和双子叶植物的最大区别是，双子叶植物有"形成层"，而单子叶植物的茎里没有形成层。形成层是位于树皮和木质部之间的一层细胞，这层细胞能够不断地进行分裂，向外形成韧皮部，向内形成木质部，从而使树木的茎逐年增粗。然而，竹子的茎虽然也和树木一样外层是韧皮部，内层是木质部，但是韧皮部与木质部之间没有形成层，无法像树木一样进行细胞分裂。因此，竹子只能靠扩大细胞来增粗。竹子刚出土时，细胞很活跃，还能长粗一点，到一定程度后，由于细胞逐渐老化，就再也长不粗了。此外，竹子的生长速度非常快，通常在短短几个月内就能长高数米，但是相对于高度的增长，竹子的直径增加却较慢。这种生长特性使得竹子在生长过程中能够迅速达到较高的高度，但不会显著长粗。

湘妃竹上为什么有斑点？

　　传说舜帝为了惩治九嶷（yí）山的恶龙，亲自前去征战。自从舜帝离去之后，他的妻子娥皇和女英就日日盼丈夫早日归来，可是日出日落，花开花谢，等了好多年都不见丈夫回来，也没有丈夫的消息传来。姐妹两个商量后决定南下寻找丈夫，她们一路迎着风霜，翻过千山万水，来到了九嶷山。她们从山底找到山顶，不放过任何一条小路、一个村庄、一条河流，依然没有找到，心里越发担心。

一天，她们看到有一座用珍珠河贝垒（lěi）起的高大坟墓，就问当地人："这是谁的坟墓？如此华丽高大。"老乡一听，痛哭流涕地回答说："这是舜帝的墓呀，他不远千里从北方来到我们这里，为我们消灭了恶龙，可是他却耗费了所有力气，流干了心血，累死在了这里。百姓们感念舜帝的恩德，就为他修建了这座坟墓，九嶷山上的仙鹤每天都会衔来一颗颗珍珠、一个个河贝撒在坟墓上，时间一长，坟墓上就全是珍珠河贝了。"

两位帝妃听到舜帝已经去世，抱头痛哭，一直哭了九天九夜，到最后眼睛里流出的都是血泪。娥皇和女英就这样哭死在了舜帝的墓旁。帝妃的眼泪撒在九嶷山的竹子上，竹子上便出现了点点泪斑，有紫色的，有白色的，有血红色的。人们就说那是帝妃留下的血泪，为了纪念两位帝妃，便把这种竹子叫作"湘妃竹"。

古诗词里的竹

shān jū qiū míng
山居秋暝

〔táng〕wáng wéi
〔唐〕王维

kōng shān xīn yǔ hòu　　tiān qì wǎn lái qiū
空山新雨后，　天气晚来秋。

míng yuè sōng jiān zhào　　qīng quán shí shàng liú
明月松间照，　清泉石上流。

zhú xuān guī huàn nǚ　　lián dòng xià yú zhōu
竹喧归浣女，　莲动下渔舟。

suí yì chūn fāng xiē　　wáng sūn zì kě liú
随意春芳歇，　王孙自可留。

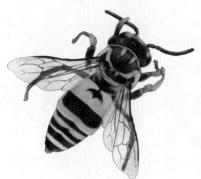

奇妙的动物

（虫部、鳞部、介部、禽部、兽部）

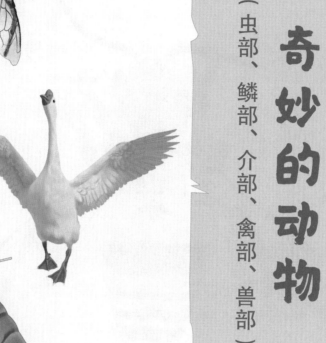

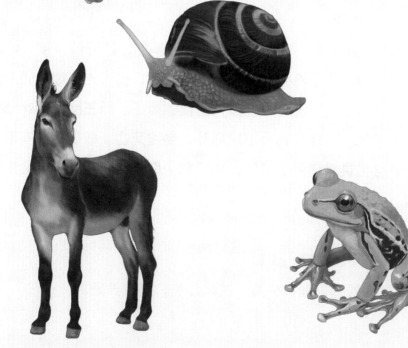

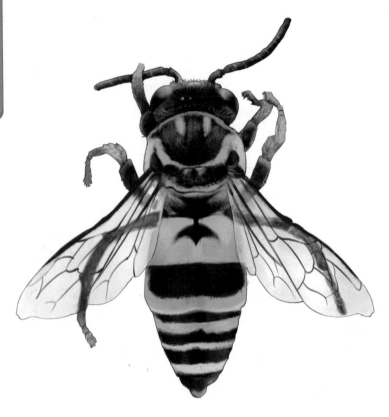

蜜蜂
mì fēng

释名 也叫蜡蜂。

集解 蜜蜂有三种：在林木或土穴中做房的，是野蜂；被人们用器具收养的，是家蜂，体小而微黄，蜂蜜味浓甘美；在山岩高峻处做房的，叫石蜜，其蜜味酸色红。三种蜂群都有各自的蜂王。蜂王比其他蜂都大，如果众蜂失去了蜂王，蜂群就会出现混乱，最终死亡。取蜜不能多取，取多了，蜜蜂就会因饥饿而不能繁衍；也不能少取，取少了蜜蜂就会变得懒惰不再酿蜜。

药用部位 蜂子。

气味 甘，平，微寒，无毒。

主治 治心腹痛，面目枯黄。祛风止痛，美容养颜。

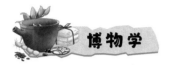

博物学

蜜蜂为什么要跳"8字舞"？

通过观察，动物学家们发现蜜蜂中有经验的工蜂往往在出去侦查花蜜源头后，回到蜂巢跳一种摇摆舞，人们形象地称之为"8字舞"。显然，蜜蜂跳舞是蜜蜂之间沟通的一种形式，它们跳"8字舞"被认为是传递关于蜜源位置的信息给同伴。我们耳熟能详的"8字舞"等蜂舞，不是蜜蜂在家门口的空中做飞行表演——而是在巢内通过飞行轨迹结合摆尾动作传达信息。不同的蜜蜂种群所跳的"8字舞"或圆圈舞等舞蹈内容和方法不同，大体上是用短促的步伐划小圆圈，并且会不断改变方向，忽左忽右地绕圈，持续时间可能短到几秒钟，也可能长达1分钟。蜜蜂通常就是通过舞蹈的持续时间、角度和摇摆的次数变化等来告诉小伙伴们蜜源的质量和蜜源的距离。舞蹈的重复次数透露了蜜源质量的高低，8字轨迹的方向则指示了飞往蜜源的最佳路线方向，比如是迎着太阳还是背向太阳。最新的研究发现，蜜蜂的这种舞蹈语言可能需要通过后天的社会化学习才能掌握。总之，蜜蜂跳"8字舞"是蜜蜂社会行为的一个重要组成部分。

古诗词里的蜜蜂

fēng
蜂

〔táng 唐〕luó yǐn 罗隐

bú lùn píng dì yǔ shān jiān　　wú xiàn fēng guāng jìn bèi zhàn
不论平地与山尖，无限风光尽被占。

cǎi dé bǎi huā chéng mì hòu　　wèi shuí xīn kǔ wèi shuí tián
采得百花成蜜后，为谁辛苦为谁甜。

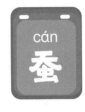

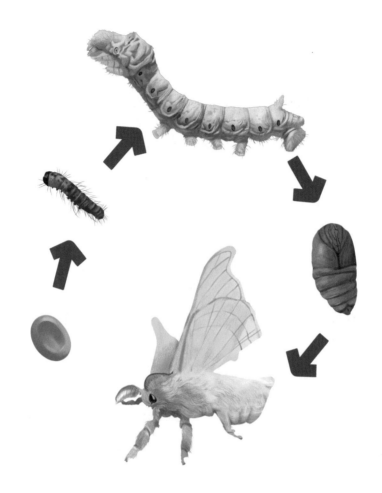

释名 蚕的屎叫蚕沙，蚕的皮叫蚕蜕（tuì），蚕的丝质外壳叫蚕茧（jiǎn），从虫到蛾的中间状态叫蚕蛹（yǒng）。

集解 蚕喜干燥，不喜潮湿，吃桑叶，不喝水，三眠三起，二十七天就衰老了。蚕吐丝成茧，茧里面是蛹，蛹化为蛾，蛾产卵，卵再变化成蚕。凡是用蚕类作药，一定要选用食桑叶的蚕。

药用部位 白僵蚕，即蚕的幼虫感染白僵菌而僵死的干燥全虫。

气味 咸、辛，平，无毒。

主治 治小儿惊痫（xián）夜啼，还可以治风热头疼、咽痛等。

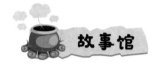

嫘祖养蚕做丝衣

为了让人们能够穿上衣服，黄帝的妻子嫘祖经常带着妇女们上山剥树皮，织麻网，还把野兽的皮毛剥下来加工做衣服。因为辛苦操劳，嫘祖病倒了，吃不下食物，日渐消瘦下去。

部落里的几个女子决定上山摘些野果给嫘祖吃。她们一早就进山，摘了许多果子，但都不好吃。直到天快黑了，她们突然在一片桑树林里发现了白色的小果子，大家以为找到了好吃的鲜果，就忙着去摘。

回去后，她们发现这白色小果子，没有什么味道，也咬不烂。她们就把果子倒进锅里，加水煮了起来。可煮了好久，果子还是咬不烂。正当大家急得不知怎么办的时候，有一个女子随手拿起一根木棍，插进锅里乱搅，边搅边说："看你烂不烂，看你熟不熟！"搅了一阵，她把木棍往外一拉，发现木棍上缠着许多像头发一样细的白线。女子们继续边搅边缠，很快，煮在锅里的白色小果子全部变成了雪白的细丝线，看上去柔软异常，非常美观。她们把这件稀奇事告诉了嫘祖。嫘祖一听，马上就要去看。这些女子为了不让她走动，便把缠在棍上的细线拿到她面前。嫘祖仔细地看了细丝线后，高兴地对周围的人说："这不是果子，但是这细丝应该可以织布。"

嫘祖自从看到这白色丝线后，病情一天比一天好转，她不顾黄帝劝阻，亲自上山查看，并在桑树林里观察了好几天，才弄清原来这种白色小果子是一种白色的虫子口吐细丝绕织而成的。她回来就把这件事报告给了黄帝，并要求黄帝下令保护山上所有的桑树林。后来，各部落也纷纷开始栽桑养蚕，然后用蚕丝织成丝绸再做成衣服。为了纪念嫘祖养蚕缲（sāo）丝的功绩，后人尊称她为"先蚕娘娘"，也有称她为"蚕神娘娘"的。

古诗词里的蚕

乡村四月

〔宋〕翁卷

绿遍山原白满川，子规声里雨如烟。

乡村四月闲人少，才了蚕桑又插田。

zhà
蚱
chán
蝉

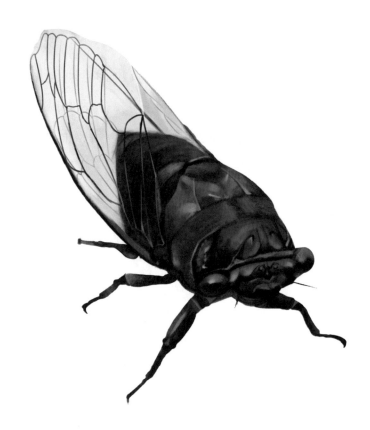

释名 也叫蜩（tiáo）、齐女。

集解 夏天时蝉在黄昏或夜间，从土中出来，爬到高处，破壳而出。太阳出来后怕人，也怕太阳晒干其壳，不能蜕。

药用部位 蚱蝉、蝉蜕。

气味 蚱蝉、蝉蜕：咸、甘，寒，无毒。

主治 蚱蝉：治小儿惊痫夜啼，破伤风。蝉蜕：治小儿惊痫，还可治皮肤病。

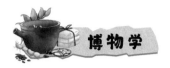

博物学

蝉都会叫吗？

　　不是所有的蝉都会鸣叫，实际上只有雄蝉会鸣叫，而雌蝉是不会鸣叫的。雄蝉通过鸣叫来吸引雌蝉，这是它们的一种求偶行为。蝉的鸣叫是由雄蝉腹部的发音器发出的，通过振动产生声音，而雌蝉没有这个发音器官，因此雌蝉是无法鸣叫的。

古诗词里的蝉

chán
蝉

táng　　yú shì nán
〔唐〕虞世南

chuí ruí yǐn qīng lù　　　liú xiǎng chū shū tóng
垂緌饮清露，流响出疏桐。

jū gāo shēng zì yuǎn　　　fēi shì jiè qiū fēng
居高声自远，非是藉秋风。

wā
蛙

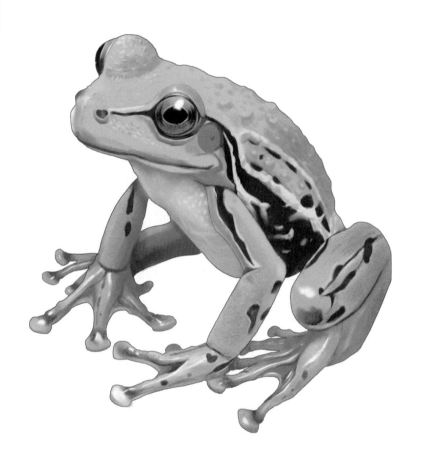

释名 又称长股、青鸡、田鸡、坐鱼、蛤鱼。

集解 生活在水泽、沟边。蛙处处都有，像蛤蟆，脊部呈青绿色，嘴尖腹细，俗称青蛙；也有脊部长黄路纹的，叫金线蛙。四月其肉味最好，五月后渐老，可采入药。

药用部位 蛙。

气味 甘，寒，无毒。

主治 治小儿热毒，肌肤生疮，脐（qí）伤气虚。还能止痛，利水消肿。

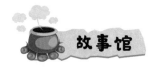

故事馆

勾践敬蛙

越王勾践被吴王夫差打败以后，勾践本人被吴王俘虏，成为吴王的奴隶。勾践后来采用了文种的计策，向吴王献上美女西施，并且三年来忍辱负重侍奉吴王夫差，才得以被释放重新回到越国。回到越国后的勾践发誓要洗雪国耻，他晚上睡觉不用被褥，只铺些柴草，又在屋里挂着一个苦胆，每天时不时尝尝苦胆的味道，为的就是不让自己忘了过去的耻辱。为了鼓励民众，勾践还与百姓一起劳动。

有一天，勾践乘车经过一个叫禹穴的地方，看见一只青蛙蹲伏在马路中央，那只青蛙见勾践的车驾到来，非但不躲避，而且还气鼓鼓地瞪着眼睛，好像不满勾践干扰它的安宁生活，准备和庞大的车驾一决高低似的。

勾践直起身来，就从车上对青蛙行礼。车夫看到之后说："大王，那不过是只青蛙，您干什么跟它行礼？"越王说："不要小看了这只青蛙，区区一只青蛙能有这种勇气，敢阻拦车驾，难道不值得致敬吗？"

后来这件小事传开了，人们认为越王对小小青蛙都如此敬重，何况对他的部下呢！全国军民个个奋勇杀敌，乐意为他效死。最后，越国上下一心，终于战胜了吴国。

古诗词里的蛙

约客
yuē kè

〔宋〕赵师秀
sòng　zhào shī xiù

黄梅时节家家雨，青草池塘处处蛙。
huáng méi shí jié jiā jiā yǔ　qīng cǎo chí táng chù chù wā

有约不来过夜半，闲敲棋子落灯花。
yǒu yuē bù lái guò yè bàn　xián qiāo qí zǐ luò dēng huā

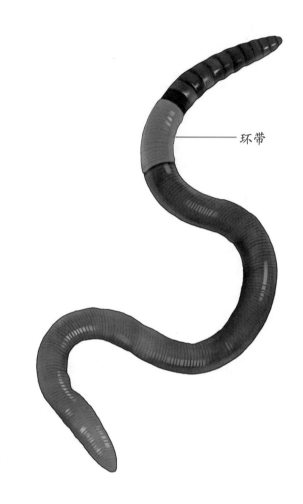

环带

释名 亦称地龙子、寒蚓、附蚓、土龙、歌女等。

集解 现在的平原、水泽地、山地中皆有。夏天始出，冬月蛰（zhé）伏。雨天的时候白天可以出穴活动，天气晴朗的时候则夜晚出穴活动。

药用部位 白颈蚯蚓。

气味 咸，寒，无毒。

主治 除体内寄生虫，杀长虫。

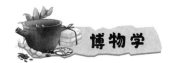

为什么蚯蚓断成两截还能活下去？

蚯蚓被切成两半时，还有可能活下去。蚯蚓在被切断后，断面上的肌肉组织会立即形成新的细胞团，使伤口迅速闭合。身体中的原生细胞迁移到切面与新的细胞团一起形成结节状的再生芽，消化道、血管、神经系统等组织的细胞也通过分裂迅速向再生芽里生长。在蚯蚓早期损伤愈合过程中，有一些再生基因扮演着重要的调控角色，同时，干细胞也具有重要的作用。

然而蚯蚓的再生是有概率的，不是所有被切成两段的蚯蚓都能活。如果切割位置准确，剩余的体节数量足够多，那么蚯蚓存活的概率就大。

总的来说，蚯蚓的再生能力是一种复杂的生物学现象，涉及其独特的身体结构和精细调控的基因能力。

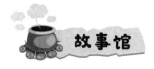

蚯蚓为什么又叫地龙？

相传，宋太祖赵匡胤（yìn）登基不久，患了"缠腰火丹"病，也就是带状疱疹（pào zhěn），痒得要命。而且他的哮（xiào）喘病也一起复发了，痛不欲生。太医院的医官们绞（jiǎo）尽脑汁，仍然没有找到治疗的方法。赵匡胤一怒之下就将所有治病的医官都关了起来。一位河南府的医官想起洛阳有位擅长治疗皮肤病的人，外号叫作"活洞宾"，善治此病，于是就推荐"活洞宾"给赵匡胤治病。

"活洞宾"来到宫中，见太祖的腰长满了大豆形的水泡。赵匡胤问道："朕的病怎么样?""活洞宾"连忙答道："皇上不必担心，草民有好药，涂上几天就会好的。"太祖听后，冷笑着说："许多名医都没有办法，你敢说此大话。""活洞宾"道："如果草民治不好皇上的病，草民心甘情愿受罚，如果治好了，还请皇上释放被关的太医。"太祖点点头同意了。

"活洞宾"来到殿外，打开药罐，取出几条蚯蚓分别放在两个盘子里，又撒上蜂糖，使其溶化为水液。他用棉花蘸水液涂在太祖腰上起疱疹的地方，太祖立刻感到清凉舒适，疼痛也减轻了许多。涂完药他又让太祖喝另一盘蚯蚓汁。太祖不喝，并问道："这是什么药? 可以外用，难道还可以内服吗?""活洞宾"怕讲实话而受到太祖责罚，就随机应变说："皇上是真龙天子下凡，这药叫地龙，以龙补龙，一定管用。"太祖听后非常高兴，立即喝下了蚯蚓汁。几天后，太祖的疱疹好了，哮喘也好了。从此，地龙的名声与功能也就广泛传开了。

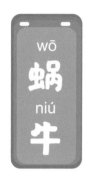

蜗 wō
牛 niú

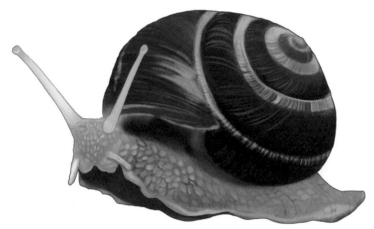

释名 亦称山蜗、土牛儿等。

集解 生长在山林或庭院的周围。头形像蛞蝓（kuò yú，一种软体动物，俗称鼻涕虫），但有甲壳。头有四个黑角，走动时头伸出来，受惊时则头尾一起缩进甲壳中。夏天热时会自悬在叶下，往上爬，直到分泌的黏液没有了后自己死亡。

药用部位 蜗牛、蜗壳。

气味 蜗牛：咸，寒，有小毒。

主治 蜗牛：治跌打损伤。生研饮汁，止消渴。治蜈蚣、蝎毒，研烂涂敷。蜗壳：治一切疳（gān）疾（婴幼儿因营养不良导致身体虚弱而患病），脸上红疮。

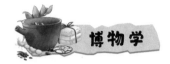

自然界真正的"干饭人"——蜗牛

蜗牛被誉为自然界中真正的"干饭人",因为它们拥有惊人的牙齿数量。在蜗牛的触角中间往下一点的地方有一个小洞,这个小洞就是蜗牛的嘴巴,蜗牛的嘴巴很小,大小跟针尖差不多,口内有一条矩形的长长的舌头。蜗牛的牙齿和普通动物不同,并不是长在口腔腔体内,而是长在长长的舌头上,科学家称之为"齿舌"。蜗牛的"齿舌"上长着无数细小而整齐的角质牙齿,这些牙齿排列成多行。一只普通的蜗牛的牙齿有135排,每排105颗,总共有14175颗牙齿。还有一些种类的蜗牛的牙齿数量可以超过2万颗,例如巨型非洲陆生蜗牛就有约2.5万颗牙齿。这些牙齿不仅数量多,而且非常锋利,形成一个类似锯齿状的表面,能够帮助蜗牛有效地切割或者磨碎食物。有些种类的蜗牛,牙齿的硬度甚至相当于钢铁的硬度,这种牙齿的高硬度和耐用性使得蜗牛能够轻松地咬碎坚硬的物质,如岩石或者珊瑚。

蜗牛的这些牙齿是它们生存的关键,它们的食物范围很广泛,包括植物、动物、岩石、真菌、细菌等。当蜗牛找到食物的时候,它会分泌一种唾液先把食物软化,这种唾液有着4%的硫酸溶液的酸性,之后蜗牛会用牙齿把食物一点点撕碎了吃。不同种类的蜗牛根据自己所处的环境和食物来源,进化出了适应性强的牙齿结构。一些以植物为主食的陆生蜗牛,牙齿是锥(zhuī)形或圆锥形的,这些牙齿可以有效地切割或者磨碎植物组织,而一些以珊瑚或者岩石上附着生物为食物来源的海洋蜗牛,则有着更加复杂和多样化的牙齿形态。

蜗牛这种独特的牙齿结构和数量,以及广泛的食物范围,使其在自然界中成了一个真正的"干饭人"。

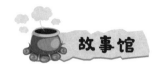

蜗牛角上的战争

古代的时候，齐和魏这两个国家订立过友好盟约，互不侵犯。谁知过了不久，齐国违背了盟约，这令魏惠王十分生气，要派刺客暗杀齐王。魏国大臣，有的说齐王背信弃义，应该攻打齐国，有的说打仗劳民伤财，不能轻易打仗，双方争得不可开交。于是惠子邀请一位民间贤士戴晋人进宫来劝国君。

戴晋人问魏王："大王你听说过蜗牛吗？"

魏惠王说："听过。"

戴晋人接着说："相传有一个国家建立在蜗牛的左角上，叫触氏，还有个国家建在右角上，称蛮氏。这两个国家动不动就会为了争夺地盘而打仗，一场大战，倒在地上的尸体数也数不清，而胜者追逐败者，常常需要追击十五天才会返回。"

魏惠王不相信地说道："你这肯定是瞎话！"

戴晋人解释道："大王认为这是虚而不实的，那让我为你证实这些话吧。大王您认为四方与上下有尽头吗？"

魏惠王回答："没有。"

戴晋人又说："知道自己的想象可以在无穷无尽的宇宙中任意驰骋，再回到现实中，能够到达的地方却只限于四海九州之内。拿现实的有限与想象的无穷相比，岂不是微不足道吗？在我们所能够到达的有限的地方有一个魏国，魏国有个大王您。大王与蛮氏，有什么不同吗？"

魏惠王想了想说："好像没有什么不同。"

戴晋人走了以后，魏惠王独自坐着，怅（chàng）然若失。

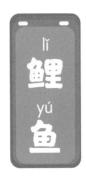

鲤
lǐ
yú
鱼

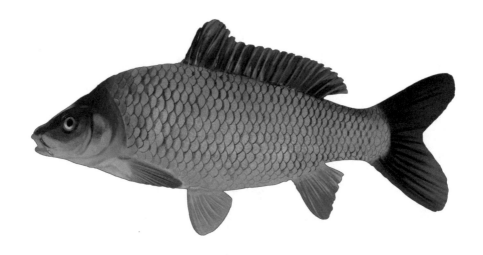

释名 鳞有十字纹理，故名鲤。死后鳞不反白。

集解 鲤鱼处处都有。脊中鳞一道，从头至尾，无论鱼的大小，都是三十六片鳞，每片鱼鳞上都有小黑点。

药用部位 肉、胆。

气味 肉：甘，平，无毒。胆：苦，寒，无毒。

主治 内：煮食可治咳嗽、口渴、黄疸，通利小便。消除下肢水肿。温补，去冷气、胸闷腹胀、上腹积聚不适等症。胆：主治目热红痛等症，还可治青光眼，有明目的作用。

鲤鱼穿衣

在唐代，因"鲤"和"李"读音相同，唐玄宗李隆基曾两次颁布诏令，给鲤鱼改名，禁止人们捕捞鲤鱼。如果被发现，就会被打六十大板。

有个年轻人叫杨表天，从小跟着表叔和姑姑一起生活。有一年，表叔和姑姑生病了，需要鲤鱼眼睛入药，杨表天为了救自己的亲人，只能铤（tǐng）而走险。不幸的是他被发现了。虽然他穿了厚厚的棉裤，还是被六十大板打得屁股肿得老高。杨表天伤好了以后，又去抓鱼。刚抓到鱼，他就看到远处有官兵走来，正当他不知如何是好的时候，一个黑脸汉子猛然把他拉住，随身拿出一把剪刀，把鲤鱼的须子割掉，又将杨表天鱼桶里大小相当的鲫鱼，迅速剥了皮，披在鲤鱼身上，还用手仔细抹平，就这样迅速给所有的鲤鱼都穿上了一件鲫鱼衣裳。因为衣裳很"合身"，几个官兵过来，仔细瞅了瞅，没发现鲤鱼，就摇摇头走了。有了鲤鱼眼入药，杨表天表叔和姑姑的病很快就好了。

为了感谢黑脸汉子，杨表天提着礼物去找他。当他找到黑脸汉子时，黑脸汉子正躺在躺椅上，晃悠着身子吟诗："洛阳女儿对门居，才可容颜十五余。良人玉勒乘骢（cōng）马，侍女金盘脍（kuài）鲤鱼。"杨表天听后吓了一跳，心想这个人胆子真大，吟诗还要说吃鲤鱼的事，真是不要命了。杨表天诚恳地感谢道："恩人，多谢您出手相助，给鲤鱼穿上衣裳，我姑姑和表叔的病才能治好，敢问恩人姓名？""王摩诘（jié）。"杨表天惊呆了，王摩诘就是大诗人王维啊。

原来，王维对朝廷惩罚捕鱼人的做法不以为然，他就私下里尝试着教渔民和百姓躲避灾祸，比如给鲤鱼剪胡子和穿衣裳，他还几次向朝廷进谏（jiàn），希望朝廷能减轻对捕捞鲤鱼的人的惩罚。渐渐地，官府打人的板子也越来越轻了。

古诗词里的鲤鱼

饮马长城窟行

〔汉〕佚名

青青河边草，绵绵思远道。

远道不可思，宿昔梦见之。

梦见在我傍，忽觉在他乡。

他乡各异县，展转不可见。

枯桑知天风，海水知天寒。

入门各自媚，谁肯相为言。

客从远方来，遗我双鲤鱼。

呼童烹鲤鱼，中有尺素书。

长跪读素书，书中竟何如？

上有加餐食，下有长相忆。

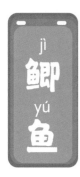

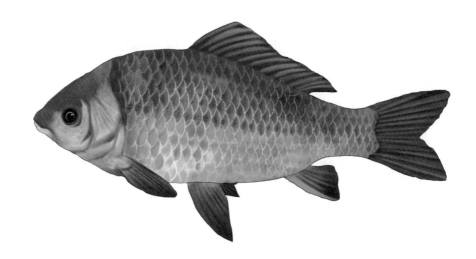

释名 又叫鲋（fù）鱼。

集解 形似小鲤鱼，形体黑胖，肚腹大而脊背隆起。鲫鱼喜欢藏在柔软的淤泥中，不食杂物，所以能补胃。冬天肉厚且鱼子多，味道鲜美。

药用部位 肉。

气味 甘，温，无毒。

主治 健脾和胃，明目益智。

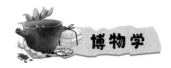

鱼的鼻孔是用来呼吸的吗？

鱼类也有鼻孔，它的作用不是直接用来呼吸的。我们知道，鱼类是通过鳃（sāi）进行呼吸的，但鱼类的鼻孔也可以起到一定的辅助呼吸的作用。鱼类的鼻孔，也称为鼻囊，通常位于鱼类头部的两侧，靠近眼睛的前部。鱼类的鼻孔与哺乳动物的鼻孔在结构上有所不同，它的作用也比较复杂。

1. 辅助呼吸：虽然鱼类主要通过鳃进行气体交换，但一些鱼类如泥鳅（qiū）和鲇（nián）鱼在鼻孔中也有类似鳃的结构，可以在鳃无法正常工作时（如在泥中时）辅助呼吸。

2. 嗅觉：鱼类的鼻孔内含有嗅觉上皮，这使得鱼类能够感知水中的化学物质，从而识别食物、探测危险或寻找配偶。因此，鱼类的鼻孔在嗅觉方面起着重要作用。

3. 感知水流：鼻孔可以帮助鱼类感知水流的方向和速度，这对于游泳和定位非常有帮助。

4. 平衡压力：在一些深水鱼类中，鼻孔可能与内耳相连，帮助鱼类平衡体内外的压力。

总之，鱼类的鼻孔在鱼类的生活和生存中发挥着重要的作用，包括嗅觉、水流感知、压力平衡和某些情况下的辅助呼吸。

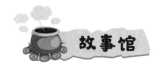

鲫鱼借水

庄子家里穷，已经好几天没有粮食吃了。无奈之下，他只能硬着头皮往监河侯家里去借米。

监河侯说："好啊，我马上要收到租金了，收到以后，我就借给你三百两金给你买米。你看这样可好？"

庄子听了这话，心里很不是滋味。沉默了片刻，他忿忿（fèn）地说："我昨天来你家借米的路上，听到有个声音在呼喊，我环顾了四周，最后才看见在干涸（hé）的车辙（zhé）中有一条鲫鱼。原来是鲫鱼在向我求救。我就问它说：'鲫鱼啊，你这是做什么呢？'鲫鱼回答说：'我原本是东海海神的臣子，现在被困在这里了。你有没有一升半斗的水呢，有的话，就足够让我活命了。'我说：'可以啊，我正要去南方游说吴越的国王。等我说动了吴越的国王，就引西江水来解救你。这样可以吗？'鲫鱼变了脸色，生气地说：'我失去了我所需要的水，已经到了几乎没有办法生存的境地了，我只想要得到一升半斗的水就可以活下去。现在，你竟然说这些话。唉，你还不如及早到干鱼店里去找我呢！'"

庄子用鲫鱼借水这个寓言故事来反击监河侯，讽刺了监河侯贪婪无耻的丑恶面目。后人还根据这个寓言故事提炼出成语"枯鱼之肆"，比喻无法挽救的绝境。

xiā

虾

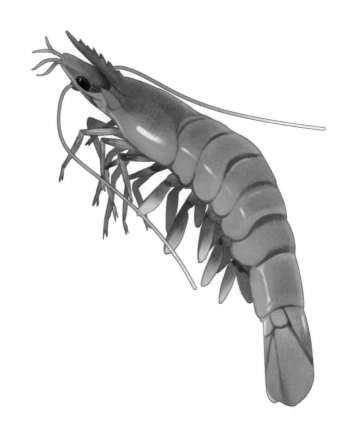

[释名] 因为它入汤即红如霞，所以叫虾。

[集解] 有胡须钩鼻，背弓呈节状，尾部有硬鳞，脚多且善于跳跃。

[药用部位] 肉。

[气味] 甘，温，有小毒。

[主治] 化瘀解毒，开胃化痰。

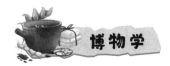

为什么虾煮熟后会变成红色？

虾在煮熟后会变成红色的是因为大虾体内含有一种名叫虾青素的色素。虾青素是一种类胡萝卜素，天然呈橙红色，存在于多种植物和动物体内，比如胡萝卜、番茄、火龙果等。在虾活着的时候，虾青素与一种名叫甲壳蓝蛋白的蛋白质结合，这种结合状态的虾青素，在反射光线的时候，会显示出蓝绿色调，从而与海底的环境融为一体，成为大虾的保护色。

当虾被煮熟时，甲壳蓝蛋白受热会发生变性，从而与虾青素分离。一旦虾青素和甲壳蓝蛋白结合关系被高温破坏，虾青素就会恢复其原有的红色，所以，煮熟的虾就会变成鲜艳的红色。当然，虾青素在高温加热的状态下具有较好的稳定性，它的色素不会被破坏，也是大虾在加热过程中能够呈现红色的重要原因。

古诗词里的虾

suǒ xiā jié xuǎn
索虾（节选）

〔táng〕táng yàn qiān
〔唐〕唐彦谦

gū shú duō zǐ xiā　　dú yǒu hú yáng yōu
姑孰多紫虾，独有湖阳优。

chū chǎn zài sì shí　　jí měi yí yú qiū
出产在四时，极美宜于秋。

shuāng qián gǔ fán xū　　dāng dǐng chōu cháng máo
双钳鼓繁须，当顶抽长矛。

jū gōng jiàn tāng wáng　　fēng zuò zhū yī hóu
鞠躬见汤王，封作朱衣侯。

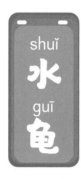

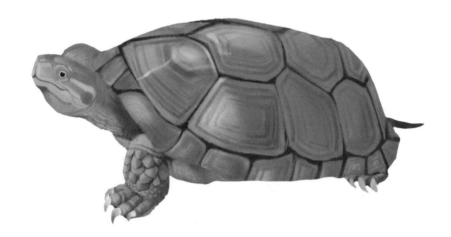

释名 也称玄衣督邮。

集解 水龟肩宽腰粗，属于卵生动物，喜欢蜷（quán）缩，用耳朵呼吸。春夏之际苏醒出洞，秋冬之际再回到原先的洞休养，所以灵慧而且长寿。

药用部位 甲、肉、血、胆汁。

气味 甲：甘，平，有毒。肉：甘、酸，温，无毒。血：咸，寒，无毒。胆汁：苦，寒，无毒。

主治 甲：养血补心，还可治腰脚酸痛。肉：治筋骨疼痛、日久寒嗽。血：治打扑伤损。胆汁：明目消肿。

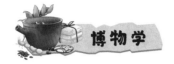

水龟和陆龟有什么区别？

水龟和陆龟是龟类中的两大生态类型，它们在生理结构、生活习性和生存环境上有一些显著的区别。

1. 生活环境和饮食习性：水龟主要生活在水中，如河流、湖泊、池塘和沼泽等。它们具有较好的游泳能力，脚蹼（pǔ）发达，适合在水中划水。陆龟主要生活在陆地上，如沙漠、草原、森林等。它们有粗壮的腿和爪子，适合在陆地上行走。水龟的食物主要是水生植物、鱼类、昆虫和其他水生动物。陆龟主要以植物为食，包括草、树叶、仙人掌等。

2. 身体结构与呼吸方式：水龟通常具有较为扁平和宽阔的壳，以减少水中的阻力，脚上有蹼，有助于游泳。陆龟壳通常是圆顶，更加坚固，以保护身体免受陆地环境中的损伤，陆龟脚上没有蹼，而是有粗短的趾和爪，适合在陆地上支撑和移动。水龟有发达的鼻孔，鼻孔内的瓣膜可以在水下闭合，防止水进入肺部，所以，可以在水下停留较长时间。陆龟主要在空气中呼吸，鼻孔没有水龟那样的瓣膜结构。

3. 生存策略与繁殖：水龟面临捕食者时，可以迅速潜入水中逃避。陆龟通常躲进坚硬的壳或逃跑、隐藏来躲避捕食者。陆龟通过晒太阳来提高体温，以帮助消化和新陈代谢。水龟生活在水中，体温变化不大。水龟通常会在沙滩或靠近水边的陆地上产卵。陆龟通常在较为干燥的陆地上挖洞产卵。

xiè
蟹

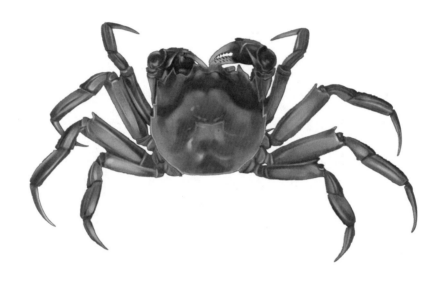

释名 又称螃蟹、郭索、横行介士、无肠公子。

集解 蟹是横着走的甲虫，外刚内柔，它有两只前爪，八只脚，都十分锋利，其外壳坚硬刚脆。雄蟹脐长，雌蟹脐圆。腹中的蟹黄随季节而盈亏。八九月的蟹丰满肥厚。

药用部位 蟹。

气味 咸，寒，有小毒。

主治 清热解毒，舒筋活血，可以治疗跌打损伤、伤筋骨折等。

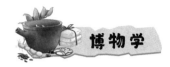

螃蟹为什么横着走路？

螃蟹横着走路主要是因为它们的身体结构和关节构造比较特殊。

螃蟹的身体由一个坚硬的外壳（头胸甲）和一个腹部组成，这个坚硬的外壳使它们的身体难以前后弯曲。螃蟹的腿都长在身体的两侧，它们的腿关节类似于我们的手肘，但只能向一个方向弯曲，并且它们弯曲的方向是左右横向的。所以，它们能够灵活地向两侧移动，却很难向前或向后直行。

螃蟹的眼睛位于身体的前部，它们需要侧向移动以便用眼睛观察周围环境，寻找食物或发现潜在的威胁。横着走可以让它们更好地利用视觉，同时保持对周围环境的警觉。所以，虽然对我们来说，向前直行似乎是最直接有效的移动方式，但对于螃蟹来说，横着走可能是一种更有效的移动方式。它们可以通过侧向移动快速地在水底或沙滩上穿梭（suō），同时这种移动方式也有助于它们在遇到捕食者时迅速躲藏到岩石或珊瑚的缝隙中。所以，螃蟹的横向移动是螃蟹长期进化的结果，它们生活在多变的环境中，在潮汐（xī）变化的海滩或河岸，横着走有助于它们在这些环境中更好地适应和生存。

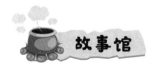

螃蟹搭桥

相传唐太宗李世民御驾东征，兵马行至大辽河的三岔（chà）河口时，被汹涌的大河拦住了去路。李世民心急如焚（fén），命先锋王君可必须在三天之内找到过河的办法。王君可苦思无计。一天，他在军中大帐内睡觉，梦到河神对他说明天早上河中有渡桥，大军可以过河。并叮嘱他过桥后千万不要回头看。王君可惊醒，急忙派人去河边查看。接连三批人都回报说没有见到桥，王君可很生气，认为他们在谎报军情，下令将他们推出去斩了。等到第四批人去探时，他们心想实报无桥是死，谎报有桥也是死，不如谎报，于是谎报有桥。李世民听后十分高兴，急忙命大军紧急渡河。当唐兵行至渡口时，果然看见一座黑黝黝的桥。桥面好像是坚硬的黑色鹅卵石，马蹄踏上去，那个声音就像是当当地敲响了铜磬（qìng）一样。

走在军队最后面的王君可心中充满了疑问，他忘了河神的叮嘱，在他的马就要踏上河岸的时候，忍不住回头看了一眼，他惊讶地发现闪着黑黝黝的亮光的桥，竟然是无数个螃蟹螯（áo）对螯、爪交爪连接而成的，那些螃蟹的身子不断地晃动，嘴里还吐着亮闪闪的泡泡儿呢！就在他看清的一刹那，整个蟹桥轰地解体塌垮（kuǎ）了，王君可和他的战马也跟着螃蟹一起落到了水里，被滔滔的河水吞没了。

古诗词里的蟹

yǒng xiè
咏蟹

táng pí rì xiū
〔唐〕皮日休

wèi yóu cāng hǎi zǎo zhī míng　yǒu gǔ hái cóng ròu shàng shēng
未游沧海早知名，有骨还从肉上生。

mò dào wú xīn wèi léi diàn　hǎi lóng wáng chù yě héng xíng
莫道无心畏雷电，海龙王处也横行。

é

鹅

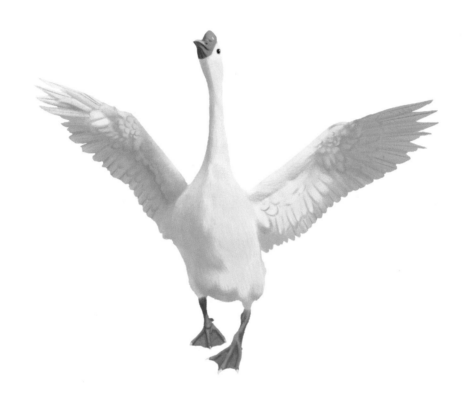

释名 又称家雁、舒雁。

集解 有黑、白两种颜色，眼绿嘴黄脚红，善斗，夜晚随更声鸣叫。

药用部位 肉、血、胆、卵。

气味 肉：甘，平，无毒。血：咸，平，微毒。胆：苦，寒，无毒。卵：甘，温，无毒。

主治 肉：滋润五脏，除五脏热邪，煮汤服用，治疗消渴症。血：解药毒。胆：去热毒，治痔疮。卵：补中益气。

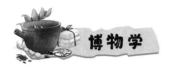

为什么鹅有时会攻击人？

鹅会攻击人，通常是认为人的行为侵犯了它们的领地。

鹅是一种群居动物，具有很强的领地意识。它们对自己的领地有强烈的占有欲和防御意识，一旦出现陌生的入侵者，鹅会主动进行防御，发出攻击行为。这种行为是保护自己和族群的本能反应，也是一种维持秩序的方式。在春季和秋季，鹅的攻击性更强，因为这两个季节属于禽类的繁殖期和迁徙（xǐ）期。尽管家鹅不会迁徙，但这种本能仍留在它们的基因里。鹅在繁殖季节会表现出更强的攻击性，也是因为它们需要保护家园和后代。如果有人或动物接近它们的家园，鹅会认为这是对它们的后代的威胁，会立刻发起攻击。

在鹅的群居生活中，较大的鹅通过攻击小的鹅可以获得更充足的食物和更具有优势的社会地位，这也促进了鹅的攻击行为。据说鹅的视力会缩小视线内的对象，所以，它们可能并没有意识到人类比它们大得多。因此当有人靠近时，它们会攻击人类。

为了避免被鹅攻击，我们应该避免进入它们的领地，尤其是在鹅繁殖的季节。如果遇到鹅表现出攻击性的姿态，如高昂着头、伸长脖子、大声喧哗或扇动翅膀，应该缓慢后退，保持冷静，不要转身逃跑或大喊大叫，以免激起它们的攻击性。

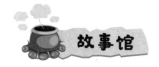

王羲之爱鹅

　　晋朝的时候，名士王羲之听说浙江会稽（kuài jī）有一个老太太养了一只鹅，鸣叫声很好听，于是他就派人去买，但是老太太不卖。王羲之便邀了朋友前去观赏。老太太听说王羲之要来，就杀了鹅准备款待他。王羲之到了，见鹅已经变成了盘中餐，心里非常难过，叹息了很久。

　　有个老道士听说王羲之喜欢鹅，而他喜欢王羲之的书法，希望得到一本王羲之写的《道德经》。为了得到王羲之为自己抄写的《道德经》，老道士决定精心调养一批良种白鹅。王羲之听说道士家有好鹅，便前去观看。当他看到河里那群正在悠闲地游着的大白鹅时，十分惊喜，便想要买下它们，道士说："这么漂亮的白鹅，怎能用浊臭的铜钱来换呢？您如果真心喜欢，我就将这些白鹅悉数相赠。我非常喜欢您的书法，希望您能给我写一篇《道德经》。"王羲之欣然答应，当即挥毫开始抄写《道德经》。写了大半天终于写完，王羲之高兴地带着一群鹅回家了。这篇书法是王羲之的代表作，后人因为换鹅这个典故，便将王羲之抄写的《道德经》称作《换鹅帖》。

古诗词里的鹅

咏鹅

〔唐〕骆宾王

鹅，鹅，鹅，曲项向天歌。

白毛浮绿水，红掌拨清波。

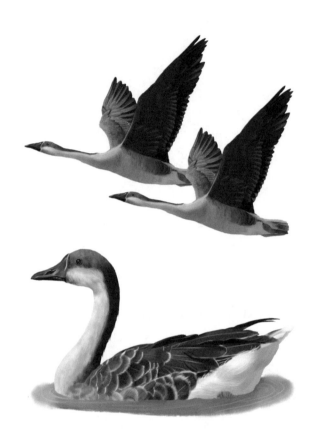

dà
大
yàn
雁

释名 又名鸿。

集解 冬天飞往南方，夏天飞往北方，并且在北方繁殖。雁有四德，天气寒冷后就飞向南方衡阳，天气变热则从南方飞回北方雁门，是信；飞行有序，前雁鸣叫，后雁和鸣，是礼；失去配偶不再重新配对，是节；夜晚一起休息，留一只雁巡警，白天飞行时衔芦以躲避猎取飞鸟的射具，是智。但有一愚，即容易被人诱捕。

药用部位 肉。

气味 甘，平，无毒。

主治 长期食用，能补气，强筋骨，利脏腑。

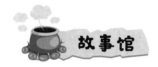

鸿雁传书

　　汉武帝时，中原汉廷与北方匈奴之间关系复杂。有一次，匈奴单（chán）于派使者带着厚重的礼物，护送先前被扣留在匈奴的汉朝使者回长安。匈奴使者对汉武帝说："单于让我转告您说，汉朝皇帝的大公主，是先祖冒顿（mò dú）单于的王后。我这个晚辈，怎么敢得罪长辈呢？我非常希望去汉朝京城亲自拜见皇帝陛下。"汉武帝看匈奴求和的态度很好，为了回应匈奴的友善举动，特地派出中郎将苏武拿着旌（jīng）节代表汉朝皇帝，带着张胜、常惠两个副手，送匈奴使者和以前扣留在汉朝的匈奴人回匈奴。

　　苏武他们带着丰厚的礼物来到匈奴，却遇上变故。原来，匈奴王室对汉朝的态度有分歧。此前有一位在汉廷长大的匈奴人卫律作为汉朝使者投降了匈奴王，深得匈奴王器重被封为丁灵王。他的副手虞（yú）常是汉人，对卫律颇为不满，于是他和另外一位有心向汉廷靠拢的缑（gōu）王策划杀掉卫律，并挟持匈奴单于的母亲向汉廷邀功。虞常与苏武的副使张胜是好朋友，就向张胜寻求帮助，张胜也答应了。但虞常刺杀卫律未成，反而被抓。匈奴单于开始认为汉使苏武是主谋，就派卫律去审问苏武，结果苏武举刀自刺，宁肯死也不愿受屈辱。后来，匈奴单于觉得苏武是有气节的人，就一心想劝降他。所以，当卫律奉单于之命去劝苏武时，苏武痛斥了卫律在匈奴和汉廷之间左右求荣的做法，坚持"如果丧失气节，就算活下来，有什么脸见人？"单于敬佩苏武的忠烈，越发想要劝降他，企图用非人的折磨摧毁他的意志。就在寒冷的冬天将苏武扔进地窖（jiào），不给吃不给喝，迫使他投降，但是苏武渴了就吃雪，饿了就吃毯子，竟然这样活了下来。匈奴单于眼见这样不能使苏武屈服，便将苏武发配到远远的北海，也就是今天的贝加尔湖畔一个荒无人烟的草原上去牧羊，声称，除非公羊生了小羊，还会给小羊喂奶，否则苏武就不能回来。于是，苏武就在朔（shuò）风呼啸、冰天雪地的茫茫草原上独自放羊，在冰雪的草原上他靠着挖野菜、抓野鼠充饥，一直陪伴在他身边的就是代表汉廷使者的旌节，日子一久，旌节上的穗子全掉了。

转眼间十几年过去了，苏武仍在北海放羊。后来，匈奴单于对汉廷的态度也有了变化，后来，老单于驾崩后，新换的单于决定同汉廷议和，也允许汉人和匈奴人通婚。这时，汉武帝已经去世，继位的汉昭（zhāo）帝没有忘记苏武，就派新的使者前往匈奴，要求匈奴放苏武回去。新单于谎称苏武已经死去，使者信以为真，就没有再提。

当汉昭帝第二次派使者到匈奴时，和苏武一起出使匈奴并被扣留在匈奴的副使常惠设法买通了看守他的匈奴人，秘密会见了汉使。常惠把苏武他们到达匈奴以后的遭遇告诉了汉使，并告诉使者苏武还活着，十几年来被发配到无人的北海孤独地牧羊。

聪明的汉使想到了一个办法，当汉使和单于见面时，故意责难道："匈奴既然存心同汉朝和好，就不应该欺骗汉朝。"单于疑惑地问："为什么这样说呢？"汉使说："最近，汉朝天子在上林苑（yuàn）打猎时，射到一只大雁，这只大雁的足上系着一块丝帛（bó），丝帛上写着一封信。这信上面明明写着苏武没死，现在正在一个大泽中牧羊。您上次怎么说他死了呢？"单于听后大为震惊，以为苏武的忠义感动了飞鸟，连鸿雁也替他传送消息了。单于只好向汉使道歉，答应尽快去查探苏武的情况，最后到北海把苏武接回来送回了长安。

从此以后，鸿雁就成了书信的象征，今天中国邮政的标志也像一只飞翔的大雁呢。

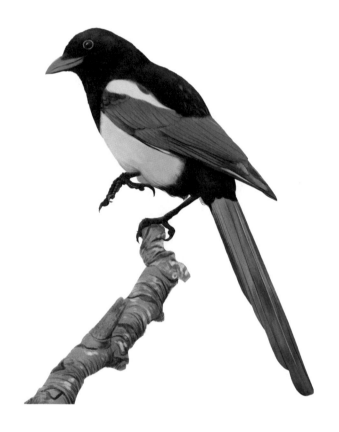

que
鹊

释名 也叫飞驳（bó）鸟、喜鹊、干鹊。

集解 喜鹊嘴巴尖，爪子黑，背后有绿色的羽毛，腹有白色的羽毛，尾巴上的毛色黑白相间，它们上下飞舞，喜欢鸣叫。冬季开始筑巢，它们能预测第二年风的多少，如果预测出风多，就将巢筑得低些。

药用部位 肉。

气味 甘，寒，无毒。

主治 通利大小便，消除热结。

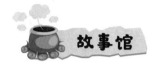

喜鹊传旨

相传，很久以前，喜鹊负责给玉帝传达命令，因为它传令有功，所以玉帝赐给它一身洁白的羽毛。一天，玉帝差喜鹊三天内到南天门传旨。喜鹊接过诏（zhào）书，只见上面写着："人者脱壳，蛇者剥剥，牛老搁搁（gē）。"喜鹊看了这十二个大字，大吃一惊。它猜测玉帝的意思是让人类的灵魂离开躯壳，可以长生不死，把蛇剥皮吃肉，让牛老了放在箱子里长埋地下。但是，蛇是喜鹊的舅舅，它不忍心看到舅舅老了被剥去皮做下饭菜。它又不敢违抗玉帝的命令，玉帝限三天之内传旨，它想能拖一天是一天吧。

一天过去了，它没有想出好办法来，两天过去了，还是没有想出办法。到了夜里，喜鹊想：明天是最后一天了，再不传令，自己也要被杀头。可是传递玉帝的命令，舅舅就要被剥皮吃肉。犹豫了很久，它想到了改御旨这个办法。主意已定，第三天天一亮，喜鹊就飞到南天门，大声喊起来："下界听着，玉皇大帝有旨：从今日起，人老搁搁，蛇者脱壳，牛者剥剥。"玉帝在凌霄（xiāo）宝殿上一听十分生气，说："喜鹊偷偷改了旨意，害了凡人，救了坏蛇，苦了老牛啊。"但已无法挽回。喜鹊回到天宫，还没等它张嘴说话，玉帝就生气地说道："好大胆的喜鹊，竟敢私改我的意思！"他顺手拿起案上的黑色砚（yàn）池向喜鹊扔去，不偏不斜，正好砸在喜鹊的背上，雪白的羽毛瞬间被墨汁染黑了一块。喜鹊自知犯了大罪，连声求饶。玉帝说："本该将你打入死牢，念你从前有功，免你一死，罚你到人间去将功补过，每日不得闲，只许为人类报喜，不许报忧。"从此，喜鹊就飞到人间，专门给人们报喜。

古诗词里的喜鹊

鹊桥仙
<small>què qiáo xiān</small>

〔宋〕秦观
<small>sòng　qín guān</small>

纤云弄巧，飞星传恨，银汉迢迢暗度。金
<small>xiān yún nòng qiǎo　fēi xīng chuán hèn　yín hàn tiáo tiáo àn dù　jīn</small>

风玉露一相逢，便胜却人间无数。　　柔情似
<small>fēng yù lòu yì xiāng féng　biàn shèng què rén jiān wú shù　róu qíng sì</small>

水，佳期如梦，忍顾鹊桥归路。两情若是久长
<small>shuǐ　jiā qī rú mèng　rěn gù què qiáo guī lù　liǎng qíng ruò shì jiǔ cháng</small>

时，又岂在朝朝暮暮。
<small>shí　yòu qǐ zài zhāo zhāo mù mù</small>

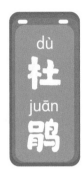

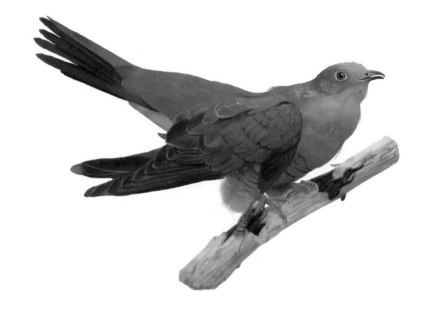

释名 又称子规、杜宇、催归、怨鸟、周燕、阳雀。

集解 杜鹃生长在四川，现在南方也有。暮春时节常常鸣叫一整夜，每次鸣叫总是朝向北方。到了夏天它则昼夜不停地鸣叫，发出的声音十分凄切。种田的人靠它的叫声来安排农事。杜鹃以虫为主食，自己不会做巢，依靠别的鸟的鸟巢来生子。

药用部位 肉。

气味 甘，平，无毒。

主治 治疗疮瘘。

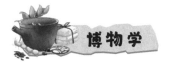

杜鹃为什么把蛋下到别的鸟的窝里？

杜鹃鸟将蛋下到别的鸟的窝里，这种行为被称为"巢寄生"。杜鹃不用建造自己的巢穴，也不用照顾自己的后代，只需要在合适的时机找到合适的宿主鸟，在宿主鸟不注意时偷偷产卵就行了。巢寄生是杜鹃的一种繁殖策略，通过这种方式，杜鹃可以节省自己筑巢、孵化和育雏（chú）的时间，从而提高繁殖成功率。并且，巢寄生是刻在杜鹃基因上的本能行为。杜鹃通过传递这些基因，实现了巢寄生习性的代代相传。

杜鹃会选择与自己繁殖期相似，卵的外观和颜色相近的鸟类的巢来寄生，这样可以降低被发现的风险。杜鹃还会模仿它寄生的鸟类的蛋壳色彩。为了方便寄生，杜鹃需要适应环境变化，寻找新的机会。假如寄生的鸟类每个繁殖季节换一个巢穴，甚至换一个配偶，杜鹃就会跟着迁徙，不断寻找新的巢穴和宿主。

杜鹃幼鸟从蛋里孵出来后，它们还会模仿一起孵化的幼鸟的叫声，让母鸟误以为是自己的孩子。杜鹃幼鸟孵出后，会用尖锐的背部突起把其他蛋或者幼鸟推出巢外，独占整个巢穴的食物和温暖，这种行为被称为排他性行为 。

杜鹃的这种行为虽然在人类看来可能显得有些"偷懒"，甚至"缺德"，但在自然界中，这是一种成功的生存和繁殖策略。通过巢寄生，杜鹃能够将自己的基因传递给下一代，同时减少自己在繁殖过程中的投入。这展示了自然界中的多样性和适应性，也反映了生物之间复杂的相互作用。

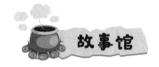

杜宇化杜鹃

古时候有一个男子从天而降，落在蜀国的东南方，他的名字叫杜宇。杜宇聪明勤奋，后来自立为蜀王，号称望帝。

那时候，蜀国有时会发生水灾，望帝尝试了很多办法也不能把水患根除。

有一年，人们发现江水里浮着一具男尸，奇怪的是，这具男尸竟然逆流朝上漂，而不是顺流往下，于是人们便把他打捞上来。更奇怪的是，尸首一碰到江边的土地就复活了。他说他叫鳖（biē）灵，来自楚国，因为不小心落入水中，便从楚国一直漂到蜀国。

望帝听说江边来了一个怪人，便命人把他带来相见。通过谈话望帝发现鳖灵不但智慧聪明，并且水性很好，在这个水灾为患的地区，正好缺少这样的人，便任命他为蜀国的宰相。

没有多久，一场洪水忽然暴发。巫山的峡谷过于狭窄，长江的水流在此又凶险又湍（tuān）急。望帝就叫鳖灵去治理洪水。鳖灵带领人们凿开了巫山，使江水通过巫峡，奔流到夔（kuí）门以外的大江里去，将洪水的灾患平息了。

鳖灵治水有功，望帝十分感谢他，便自愿将王位禅（shàn）让给鳖灵。望帝死后，灵魂化成了一只鸟，也就是杜鹃。他生前关心百姓的生活，死了仍然惦（diàn）念百姓，每到清明、谷雨、立夏、小满等农忙时节，就飞到田间鸣叫。人们说这是望帝在敦促百姓，已经到了农耕时节，该去耕种了。因此人们又把杜鹃叫作知更鸟、催工鸟。

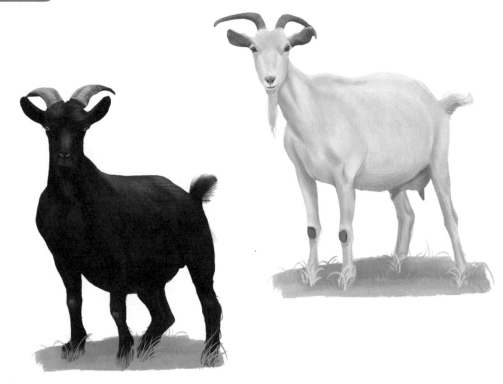

yáng
羊

释名 也称羯（jié）。

集解 羊的双目无神，性格外柔内刚，喜欢干燥的环境。羊的皮很薄。

药用部位 肉、头、蹄、血、心、肺等。

气味 肉：苦、甘，太热，无毒。头、蹄：甘，平，无毒。血：咸，平，无毒。心、肺：甘，温，无毒。

主治 肉：补中益气，镇静止惊，还可开胃健力。头、蹄：可治风眩引起的头晕和消瘦，小儿惊痫。血：治产后血攻，还可治突然受惊所致的七窍出血。心：治膈气，补心。肺：补肺，止咳嗽。

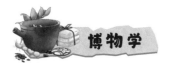

"替罪"的为什么是羊而不是其他动物？

在不同文化中，确实存在着类似于"替罪羊"的概念，通常指将责任或罪过转移给某个个体或群体。之所以是羊，而不是其他动物，首先是因为羊在人们生活中的位置比较重要，并且，人们在与羊相处的过程中发现羊的性格比较温顺，容易驯（xùn）服，不那么擅长攻击和反抗。作为一种温顺、无辜（gū）的动物，它们的形象容易让人联想到无辜和牺牲。此外，羊在许多文化中是祭祀和宗教仪式中常见的祭品，因此它们在宗教和文化传统中具有特殊的象征意义。所以，各文化传统中都有"替罪羊"的故事流传。

在中国古代，《孟子·梁惠王上》中记载了一个故事，齐宣王不忍心看见牛恐惧战栗的样子，就命令祭祀的人用羊来替换牛用于祭祀。从此以后，"替罪羊"作为一个具有悲剧色彩的词汇就流传开来。

在西方，《圣经》中的《利未记》记载，古犹太人有个赎（shú）罪日的传统。在赎罪日会进行一种仪式，选两只公山羊，一只作为"赎罪祭"献给上帝，另一只被用来承担人们的罪孽（niè）。承担人们罪孽的羊会被送到旷野中，象征着人们的罪孽被带走，从而得到净化。被选中承担人们罪孽的羊就是"替罪羊"。

在其他文化中，也有类似的习俗或故事，其中某个动物或个体被象征性地牺牲，以此平息神灵的愤怒或解决难题。虽然具体的实践和仪式可能因文化而异，但将罪过或责任转移给某个个体或群体的现象，特别是象征性的转移，可能有助于人们在面对危机时找到一种心理上的安慰。

古诗词里的羊

chì lè gē
敕勒歌

běi cháo mín gē
北朝民歌

chì lè chuān　　yīn shān xià
敕勒川，阴山下。

tiān sì qióng lú　　lóng gài sì yě
天似穹庐，笼盖四野。

tiān cāng cāng　　yě mángmáng
天苍苍，野茫茫，

fēng chuī cǎo dī xiàn niú yáng
风吹草低见牛羊。

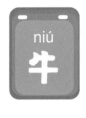

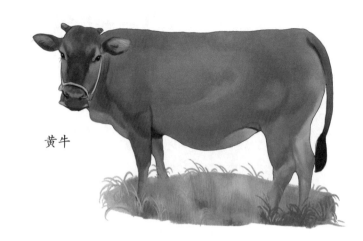

黄牛

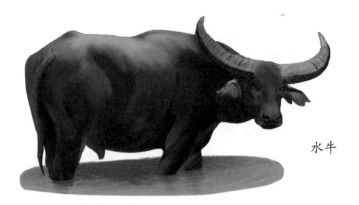

水牛

释名 牯（gǔ）、特等。小牛叫牛犊（dú）。

集解 水牛长得大，青苍色，腹大头尖，形状像猪，角像战矛，能与虎搏斗，还有白色的。牛有牙齿，但没有上齿，只有下齿。观察牛的牙齿，可以知道它的年龄。

药用部位 黄牛肉、水牛肉、牛乳等。

气味 黄牛肉：甘，温，无毒。水牛肉：甘，平，无毒。牛乳：甘，微寒，无毒。

主治 黄牛肉：主安中益气，养脾胃。对腰脚有补益作用。水牛肉：消渴止吐，安中益气，养脾胃。补虚壮健，强筋骨，消水肿，除湿气。牛乳：主补虚羸（léi），止渴。养心肺，解热毒，润皮肤。

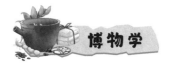
博物学

为什么说大话叫吹牛？

"吹牛"这个词汇的起源有多种说法，一般认为它与宰杀动物时吹气使其膨胀的行为有关。在古代，屠夫在宰杀动物如牛后，为了便于剥皮，会通过嘴或特殊工具向动物的腿部或其他部位吹气，使其皮肉分离，这个过程被称为"吹牛"。由于这个过程需要吹气的人有较大的肺活量和技巧，所以后来人们将夸大其词、说大话的行为比喻为"吹牛"。

另外，在古代，人们制作皮筏时，需要将动物的皮如牛皮或羊皮吹足气，使其膨胀成皮筏（fá）。这个过程也需要吹气，而且需要吹得很大，因此"吹牛"也与夸大、夸张的行为联系在一起。

无论"吹牛"一词的确切起源如何，它都已经成为一个广泛使用的俗语，用来形容那些喜欢说大话、夸大其词的行为。这个词汇的使用反映了人们对夸张和不实陈述的不信任和讽刺态度。

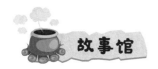
故事馆

庖丁解牛
（páo）

庖丁解牛的故事出自《庄子·养生主》，这是一个富有哲理的寓言。

战国时期，梁惠王有个厨师叫庖丁，有一次，梁惠王命令庖丁宰杀分解一头牛。庖丁的手接触牛的地方，肩膀倚靠的地方，脚踩的地方，膝盖顶牛的地方，都哗哗作响。庖丁的每一刀插进牛身体的时候都哗哗地响。

没有哪一种声音不符合音律，既合乎《桑林》舞乐的节拍，又合乎《经首》乐曲的节奏。

梁惠王说："哇，好啊！你解牛的技术怎么高超到这种程度啊？"

庖丁放下刀，回答说："我追求的是'道'啊，已经超过一般的技术了。起初我宰牛的时候，眼里看到的是一只完整的牛；三年以后，再未见过完整的牛了。现在，我凭精神和牛接触，而不用眼睛去看，视觉停止了，而精神在活动。我依照牛生理上的天然结构，砍入牛体筋骨相接的缝隙，顺着牛骨节间的空处进刀，依照牛体本来的构造进行解剖，脉络相连的地方和筋骨聚结的地方，尚且不曾拿刀碰到过，更何况大骨呢！技术好的厨师每年更换一把刀，是用刀割断筋肉割坏的；技术一般的厨师每月就得更换一把刀，是砍骨头而将刀砍坏的。如今，我的刀用了十九年，所宰杀的牛有几千头了，但刀刃锋利得就像刚在磨刀石上磨好的一样。那牛的骨节有间隙，而刀刃很薄。用很薄的刀刃插入有空隙的骨节，宽宽绰绰（chuò）的，刀刃的运转必然是有余地的啊。因此，十九年来，我的刀刃还像刚从磨刀石上磨出来的一样。虽说是这样，每当碰到筋骨交错很难下刀的地方，我就小心翼翼地提高注意力，视力集中到一点，动作缓慢下来，动起刀来非常轻，霍地一声，牛的骨和肉一下子就解开了，就像泥土散落在地上一样。我提着刀站立起来，举目四望，悠然自得，心满意足，然后把刀擦抹干净收起来。"

梁惠王说："好啊！我听了庖丁的话，学到了养生之道啊。"

庖丁解牛的故事启示我们，世间万物都有其固有的规律性，只要你在实践中做有心人，不断摸索，久而久之，熟能生巧，事情就会做得十分漂亮。

古诗词里的牛

所见
suǒ jiàn

〔清〕袁枚
qīng   yuán méi

牧童骑黄牛，歌声振林樾。
mù tóng qí huáng niú   gē shēng zhèn lín yuè

意欲捕鸣蝉，忽然闭口立。
yì yù bǔ míng chán   hū rán bì kǒu lì

lú

驴

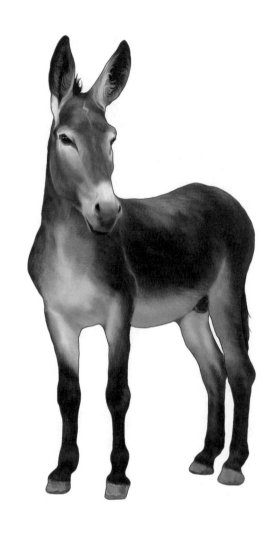

释名 驴，即馿（lú）。马力在膊，驴力在馿。

集解 驴脸长而额宽，耳朵似长矛，夜晚鸣叫的次数与更次相应，善于驮（tuó）负货物。有褐、黑、白等色。

药用部位 肉、血、乳等。

气味 肉：甘，凉，无毒。血：咸，凉，无毒。乳：甘，冷利，无毒。

主治 肉：解心烦，补血益气，治多年劳损。血：利大小肠，润燥结，下热气。乳：解小儿热毒等。

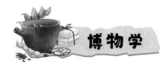

为什么"驴骑后，马骑前，骡(tuó)子骑在腰中间"？

"驴骑后，马骑前，骡子骑在腰中间"这句话是一句俗语，体现了古人对动物的细致观察。

"张果老倒骑驴"这个典故让我们对"驴骑后"比较熟悉。驴在过去是非常重要的交通工具，拉磨（mò）、耕地、拉车、驮物，但骑驴一般是倒骑。因为驴的生理构造和马不同，驴的背上偏前有一块凸起像弓一样的背脊，越好的驴，背脊就越凸，因此人坐上去，根本坐不稳。往后坐一点，驴屁股肉多，倒骑驴，就舒服多了，也更稳当。

"马骑前"反映的是人们在骑马时要骑在前面，要把重心放到前面，那样更安全。因为马跑起来的速度很快，坐后面更容易颠簸和摇晃，一不小心会被甩出去。而且马的性格比较骄傲，人骑在前面更容易驯服它，贴近它，与它沟通，如果骑在后面，可能会被马欺负，比如马用后蹄踢人。

"骡子骑在腰中间"是因为骡子融合了马和驴的特点，有两者的优点而避免了它们的缺点。骡子是驴和马杂交的后代，一般体型如马大，但性格较温顺。骡子的背很宽大，能容人坐，坐到正中间刚好合适，最舒服。骡子不像马跑得那么快，但也体力充沛，耐力非常好。

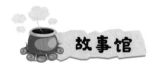

黔驴技穷

从前，贵州一带没有驴子，有个好事的人用船运来一头毛驴。因为不知道驴能有什么用处，便把它放到山脚下。山里的老虎发现了这头毛驴，觉得它看上去很高大，也不知道它有什么本领，所以不敢靠近它，只是远远地躲在树林里，偷偷地观察它的动静。过了一段时间，老虎放大了胆子，走出树林，一点一点地靠近毛驴，再仔细瞧瞧它，但仍然不知道它究竟是一个什么厉害的东西。一天，毛驴突然大叫一声，把老虎吓了一跳，以为它要来吃自己，急忙逃得远远的。过了几天，老虎又靠近毛驴，发现它并没有什么特殊的本领，而且越来越熟悉它的叫声。于是老虎向毛驴靠得更近了，在它面前转来转去，结果还是平安无事。后来，老虎更近地靠近毛驴，甚至故意碰到毛驴的身子，不断冒犯它。毛驴终于被惹得发怒了，就用蹄子去踢老虎。老虎看了非常高兴，心想："它的本领不过如此罢了，没什么可怕的。"于是跳起来大吼一声，咬断了毛驴的喉咙，美美地吃了个够，高高兴兴地离去了。

古诗词里的驴

jiàn mén dào zhōng yù wēi yǔ
剑门道中遇微雨

〔sòng〕lù yóu
〔宋〕陆游

yī shàng zhēng chén zá jiǔ hén　　yuǎn yóu wú chù bù xiāo hún
衣上征尘杂酒痕，远游无处不消魂。

cǐ shēn hé shì shī rén wèi　　xì yǔ qí lǘ rù jiàn mén
此身合是诗人未？细雨骑驴入剑门。

附录一

李时珍编写《本草纲目》的故事

李时珍 (1518—1593)，字东璧，湖北蕲（qí）春县人，被后世尊为"药圣"，是我国明朝著名的医药学家和博物学家，也是世界上伟大的自然科学家之一。李时珍出生在一个医学世家，祖父是个走方郎中（江湖医生），父亲李言闻是当地名医，对医理、诊断和草药都颇有研究。当时医生的社会地位不高，父亲想让资质不错的李时珍走科举道路，光宗耀祖。但李时珍的科举道路不太顺利，十四岁考中秀才后参加了三次乡试都没有考中举人。二十三岁这年他决定放弃科举，致力学医，并以诗明志："身如逆流船，心比铁石坚。望父全儿志，至死不畏难。"

李时珍从小受家学影响，喜欢医学书籍，随父亲问诊、抄药方、采草药，为病人抓药，乐此不疲。李时珍家有个中草药房，他亲自上山采药，加工药材。他的医药知识渐渐丰富起来，熟悉各种草木的名称，知道什么草木能治什么病，而且把脉诊断都深得医理。李时珍二十多岁起开始挂牌独立给人看病。行医不久，家乡连年大旱，同时又发生了瘟疫。李时珍父子给穷人治病不计报酬（chóu），他们医术高明，救治了许多病人，深得百姓信任和赞誉。

在行医过程中，李时珍发现许多古代医药书籍中蕴含着大量的知识和丰富的经验，但具体应用起来，还需要慎重，要善于辨别。有个医生给身体虚弱的病人开了黄精这味补药，病人吃后却断送了性命，后来才发现一些药书把黄精和钩吻弄混了，而钩吻毒性很大。可见，古书中也有不少偏差、疏漏和错误。治病救人的医药学需要实事求是的科学精神，一不小心就可能误事害人。

　　因为医术高明，李时珍曾被楚王聘请到王府主管医务、祭祀和礼仪。这时，迷信道教追求长生不老的嘉靖（jìng）皇帝正广招名医，楚王便举荐他到太医院给皇家治病。太医院作为最高医疗机构，聚集了大量珍贵医书和药材。李时珍在太医院夜以继日地研读医书、摘抄药材、描绘图形，努力吸取着医学精髓。与此同时，他也多次向太医院提出修订当时著名药书《本草》的建议。然而，他的建议不仅未被采纳，反而遭到讥讽挖苦与打击中伤。他发现太医院没有自己的用武之地，要想实现修书的理想，只有走自己的路。不久，他毅然告病还乡，专心行医修书。

　　在楚王府和太医院期间，李时珍已准备并开始着手编写《本草纲目》。他一边兢兢（jīng）业业治病救人，一边大量阅读古代医书药书，为修书做准备。他一边读，一边认真做笔记，哪些对，哪些错，哪些需要验证，哪些应该补充的地方，都一一记录下来。他还到处访问医生、老农、渔民和猎人，收集民间治病的验方、土方。渐渐地，他摘下来的笔记，装满了好几个柜子。

　　李时珍发现，药物多种多样，对它们的性状、习性和生长情形，很难全部心中有数。假如药名混杂，更难弄清药物的形状和生长情况。一些本草书虽然反复解释，却往往陈陈相因，有些作者没有深入实际进行调查研究，而是抄来抄去，越解释越糊涂，甚至矛盾百出，令人无所适从。南北朝著名医药学家陶弘景说远志是小草，像麻黄，颜色青，开白花，宋代马志却认为远志像大青，批评陶弘景根本不认识远志。又如蕲州特产白花蛇是一味贵重药材，但药贩子卖的白花蛇跟书上描述的大相径庭，那真正的白花蛇究竟是什么样的呢？李时珍决定跟随捕蛇人上山去亲眼见证，结果他们捕捉到了和书上讲的一模一样的白花蛇，说明古书是正确的。

　　李时珍从不人云亦云，必亲自检验才算真知。他逐渐认识到，"读万卷书"固然重要，"行万里路"也不可少。他深入山间田野，实地对照，辨认药物，许多药材他还亲口品尝，判断药性和药效。他不怕山高路远，不怕严寒酷暑，走遍了产药材的名山，甚至去荒僻的深山采药，有时好几天不下山，饿了吃些干粮，天黑了就在山上过夜。从四十多岁起，他多次远行，足迹遍及湖广、江西、直隶许多名山大川，行程达两万余里，大江南北都是他的药草试验田，他也弄清了许多疑难问题。

李时珍非常注重实证，经常创造出一些奇特的方法来验证中药药性。书上说野苎麻叶能够治疗瘀血症，他便找了两杯生猪血来做实验。一杯生猪血中放野苎麻叶的粉末，另一杯则什么都不放。过了一会儿，放野苎麻叶粉末的生猪血没有凝固，而作为对照的那杯生猪血却快速凝固了。于是，野苎麻叶治疗瘀血的作用得到初步证实。类似的药理小实验，他还做过很多。

李时珍一边行医，一边研究药物，并记录下来。他从三十多岁动笔，经过长期努力，在六十一岁时终于完成《本草纲目》初稿，以后又经过十年三次修改增删，历时共约四十年，全书一百九十多万字。他真是把毕生心血都献给了这部伟大的本草著作。

李时珍的《本草纲目》写成后，他需要寻找机会出版。由于此书卷帙（zhì）浩繁（形容书籍很多或一部书的部头很大），刻书需要花费大量的时间和金钱，成本太大，一般人负担不起。当时李时珍也没什么大名气，书籍的内容比较专深，书商担心刻成后卖不出去，也不愿意刻印此书。后来李时珍四处求人，直到1590年，当时的大文豪王世贞给李时珍的《本草纲目》写了一篇高度赞扬的序言，南京也终于有个叫胡承龙的书商同意给他刻书。1593年，此书已经开雕，却还没有刻成，七十六岁的李时珍病逝，他终究没能亲眼看到付出一生心血的巨著问世。在他逝世后三年，即1596年，金陵本《本草纲目》才在南京印成，正式刊行。

附录二

《本草纲目》是一本什么样的书？

"本草纲目"四个字看起来虽然不陌生，但它的意思值得深究。什么是"本草"呢？它其实是各种药物的总称。自古以来，人们用来治疗疾病的药物有很多，包括植物、动物、矿物，甚至自然界的霜、雪、水、土。不同种类的药物数量各有差异，其中以植物里的草本植物和木本植物最多，所以，古人就用最常见的"本草"二字来代指所有药物。

相传，在远古时代有位叫作神农氏的人，他为了让人们不挨饿，亲自去尝试各种植物，寻找可以用来填饱肚子的食物，逐渐认识了很多本草。看到人们生病，为了缓解他们的痛苦，神农氏又根据尝遍百草滋味体察到的寒、温、平、热的药性，用来治疗疾病，又辨别百草之间像君、臣、佐、使般的相互关系，让它们共同起作用。传说，神农曾经一天遇到七十种剧毒，但通过各种药性的相互作用，他竟然神奇地化解了剧毒。于是，他就用文字记下各种药物及其药性，用来治疗疾病，这就是《神农本草经》。这虽是个传说，但《神农本草经》却是现存最早也是影响最深远的本草类著作，是药物学的奠基之作。

《神农本草经》记录了365种药物，在这个基础上人们不断补充完善，就像滚雪球一样，本草类著作不断更新换代，药物种类越来越多。比如《唐本草》是世界上第一部官方公布的药典，存药物844种；宋代《证类本草》将前代本草的正文和图合而为一，载药1558种。《本草纲目》就是在《证类本草》的基础上，参考了800多种医药书籍完善而成的。所以，《本草纲目》是本草类的集大成之作，汇集了前代本草类著作的成果，继承其优点，而改正其不足。

那么，什么是纲目呢？"纲"的本义是渔网上的绳子，"目"是渔网上的网眼，当渔网一拉，网眼就张开了，这就叫作"纲举目张"。还有个成语叫"提纲挈（qiè）领"，意思也是抓住渔网就能捕鱼，提起衣领就能理顺衣服。可以说"纲目"就像是一个开关键，或是让人找到方向的方便法门。于是有人发明了纲目体，这种体裁一般适用内容庞大的研究对象。如宋代理学家朱熹（xī）为了让世人在读《资治通鉴》时更加便于检索查看，也为了使相关事件的联系更易于呈现，编成了《资治通鉴纲目》。它按照时间顺序排列，以大事件为纲，补充史事为目，具体到每件事情以大号字体为纲，小号字体为目，关键要领明确。李时珍受此启发，决定将自己的本草著作取名为《本草纲目》，意思就是以纲目体来撰写药物学著作。

《本草纲目》全书52卷，收录了药物1892种，其中有374种是过去没有记载的新药物。全书把药物分为16部，共60类，16部是纲，60类是目，1892种药物就这样被分门别类井然有序地排列下来，易于检索。书中还有两卷说明了药理和各种常见疾病的常用药方，有一万多个药方，方便人们使用。对每一种药物的名称、性能、用途和制作方法，此书都做了详细说明。另附1160幅药物形态图，在《本草纲目》初次刻本中曾有"李建元图"的记载，可以推测出这些图大约是李时珍的儿子李建元画的。

《本草纲目》的分类意识非常先进，有明确的等级分类概念，提出"粗纲为纲，细纲为目"的观点。例如药物的16部是纲，60类是目，把动物分为虫、鳞、介、禽、兽部等，这是对动物分类学独特的贡献。如把植物分为草部、谷部、菜部、果部、木部等也独具特色。又把草部分为山草、芳草、湿草、毒草等。在每种药物下也可分出纲目关系，如把羊作为纲，它的肉、头、蹄、血、心、肺等又可以算是细目或分支。可见，在16部60类这样的纲目总体框架中，《本草纲目》其实还有多层复杂的纲目关系。此外，《本草纲目》的分类体系还包含着"从无机物到有机物""从低等到高等"的等级思想。总之，强烈的分类意识和清晰的逻辑关系是这部书的突出特色。《本草纲目》的分类意识加上它对药物详细科学的描述，使得它形成了一套完备而有条理的知识体系，在药物学以外，也具有博物学、植物学、动物学、矿物学、化学等学科的科学意义，是一部有体系的包罗万象的百科全书。

具体于每一个药物的命名，《本草纲目》从不含糊其词，人云亦云，而是认为所有的命名都有一定的含义，努力去寻找事物潜在的规律和意义。事实上，探求药物正名、异名的含义，对中药的品种考证是很有价值的，也有助于人们深入地认识这些药物。所以，如果要了解明代以前的中药品种和命名，《本草纲目》是必读之书。《本草纲目》中对中药品种、异名和彼此关系的考证主要体现在"释名"与"集解"这两项中，内容十分丰富。

《本草纲目》对药物的命名和释名十分审慎。因为，同一种药物，在不同地方、不同时代或者不同书籍当中会有不同的命名，哪一种名字最合理呢?《本草纲目》凡例说："药物有多个名字、古今不同的，只在纲目下标出正名，其他名字都附在释名之下。"《本草纲目》在纲目下所列出的名字是公认的正名。比如"车前"，还有许多异名：当道、芣苢、马舄、牛遗、牛舌草、车轮菜、蛤蟆衣等，但车前在这些名字中是普遍公认的名字。《本草纲目》进一步解释说，这种草多生长在道路旁边、牛马迹中，或者车轮印迹旁。蛤蟆喜欢藏在其中，也有人称它为蛤蟆衣。对每一种名字的由来都做出了较为合理的解释，这些解释往往与药物的生存环境、形态、产地、季节特征等有关。如水仙名字的由来是它适宜生长在低洼多水的地方，不可缺水；谷精草则是因为它生长在谷田当中，吸取谷田精气，所以叫谷精。这些深入浅出的解释能够加深人们对药物的理解。

药物的相关形态说明和解释从古到今也有很多种，"集解"就是汇集以前众多说法，稍加剪裁，再加上自己的见解的一种做法。在这部分，《本草纲目》旁征博引，展现历代本草著作的精华。"集解"部分往往也会说明这种药物的古今产地、演变、形态和采集的方法。这样做的好处很明显，可以使读者了解众说，开阔思路和视野，在比较中明辨是非，更全面地了解药物。

《本草纲目》对各种药物的阐释，除了确定名称的"释名"和征引前人的"集解"外，还有几方面的内容：正误（纠正古人和一般人的错误）、修治（描述怎样把它制成药剂）、气味（记录这种药物的性质味道）、主治（说明这种药物的效能及用途）、发明（阐述他自己观察实验的心得）、附方（集合古今医药家的临床方剂）等。

附录三

《本草纲目》在国外

1596年金陵本《本草纲目》刊行，在接下来的三百多年中《本草纲目》又被多次印行，在清代有80多个版本。《本草纲目》还被全部或部分地译成日文、韩文、英文、法文、意大利语、俄文、拉丁语等多种语言文字在全世界广为传播。

由于地理位置和文化渊源的关系，《本草纲目》在日本备受重视，它丰富的资料、可靠的经验、先进的分类、科学的精神，非常适应日本社会的需要。1607年《本草纲目》被日本学者进献给德川家康，德川十分喜爱这本书，他将此书放在身边以便随时翻阅。医药学家们也争相传抄，从1637年到1714年，日本先后出现8种版本的《本草纲目》。另有一些日文节译本和全译本，而研究《本草纲目》的著作也有30多种。在《本草纲目》的影响下日本特色的本草学走向鼎盛，形成注重实地考察、注重实用、贴近临床用药和日常生活的特色。《日本科技史》说《本草纲目》支配了日本的本草、博物学界，影响深远到三四百年。

朝鲜、韩国、越南、缅（miǎn）甸、巴基斯坦、尼泊尔、印度、斯里兰卡等国家的图书馆和私人藏书家手中存有《本草纲目》的多种版本，作为指导实践的重要参考书，它对亚洲多国的医药事业都产生过积极的影响。

《本草纲目》大约在17世纪末由来华使者传入欧洲各国。1732年法国医生根据《本草纲目》的矿物部分内容收集了80多种标本，标上中文，并翻译成了法文。1735年法国出版的《中华帝国全志》翻译了《本草纲目》的部分内容，作为中国学术界的代表展现在世界面前。此书影响很大，不断再版，还被翻译成英文版、德文版和俄文版。后来不断有传教士选择《本草纲目》的部分内容翻译介绍给西方。

英国伟大的生物学家达尔文深受《本草纲目》的影响，在《动物和植物在家养下的变异》一书中，就引用了《本草纲目》中有关金鱼家化、乌骨鸡变异等内容，达尔文称《本草纲目》为"中国古代的百科全书"。瑞典生物学家林奈的植物学经典《自然系统》也深受《本草纲目》分类思想的影响。此外，欧洲还有不少学者专门研究《本草纲目》。英国著名学者李约瑟在研究中国科技史时指出《本草纲目》是明代最伟大的科学成就。

《本草纲目》是我国被翻译成外文最多的著作之一，也是最受世界关注的科学著作之一。